李宇铭

——著

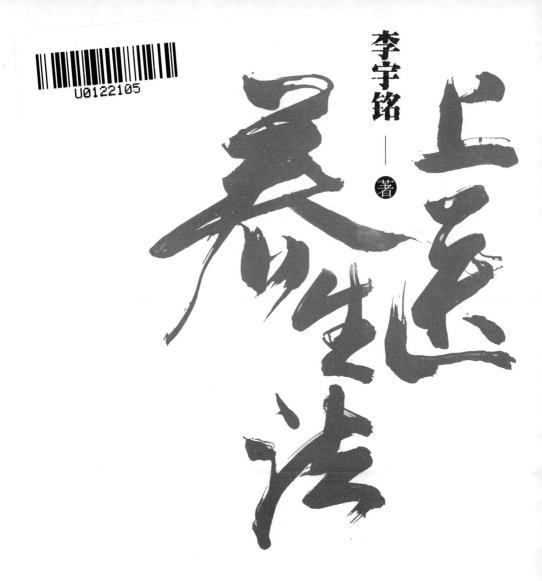

上医养生法

中国轻工业出版社

图书在版编目（CIP）数据

上医养生法 / 李宇铭著. — 北京：中国轻工业出版社，
2021.11

ISBN 978-7-5184-3613-2

Ⅰ.①上… Ⅱ.①李… Ⅲ.①养生（中医）Ⅳ.①R212

中国版本图书馆CIP数据核字（2021）第164730号

责任编辑：关　冲　付　佳　　责任终审：李建华　　整体设计：锋尚设计

策划编辑：关　冲　付　佳　　责任校对：宋绿叶　　责任监印：张京华

出版发行：中国轻工业出版社（北京东长安街6号，邮编：100740）

印　　　刷：艺堂印刷（天津）有限公司

经　　　销：各地新华书店

版　　　次：2021年11月第1版第1次印刷

开　　　本：710×1000　1/16　印张：17.5

字　　　数：300千字

书　　　号：ISBN 978-7-5184-3613-2　定价：58.00元

邮购电话：010-65241695

发行电话：010-85119835　传真：85113293

网　　　址：http://www.chlip.com.cn

Email：club@chlip.com.cn

如发现图书残缺请与我社邮购联系调换

201341S2X101ZYW

如果身体是一辆尊贵的车，就这样爱它吧

2009年春天，有幸请来李宇铭中医博士谈养生。他提出了整套"真正爱自己"的行动方法，涵盖内容丰富，令人耳目一新，个中提议处处与回归自然绿色生活的方式不谋而合。人们反馈："这套养生观念太棒了，如果能够成为一个系统，将来影响力必定难以估量，请认真考虑用心整理写成一本书。"

11年后，这位李大夫已经不再是当年象牙塔里做研究又授课的医学院讲师，而是集整全医学导师、医者、作家、演说家、网红于一体，他的讲座、课程、视频不断带给我们震撼和启发。今天知道他终于结合专业理论钻研和行医临床心得，并串联传统医学的智慧，经过多年来的实践体验，共冶一炉，以更落地的方式呈现出来，结集成书，我们倍感欣慰且感恩！

说到底，太阳之下本无新事，天道恒常不变，顺应自然而生活的观念始终如一，只不过由于种种原因，很多人早已"忘本"，迷失在所谓的科学信念之中，沾染了陋习，累己累人，犹不自觉。再者这个时代的生活条件，包括生活方式、节奏、环境配套等都远离自然之道，而古代的做法和智慧需要现代包装，才能符合大众口味，李大夫的贡献正好在此。

身强力壮、精力充沛、轻松自在地健康生活，谁不想呢？长命百岁不生病，原来是完全可能的。就让我们把这样一套绿色理念发扬光大，造福自己、家人、朋友并推及全人类，好吗？

周兆祥博士

2020年

敬告读者

　　不同的人适合不同的养生方法，适合别人的不代表就适合你。本书给出了许多上医养生方法建议，带有一定挑战性，该养生方法是否适合自己，需要亲身体验，循序渐进地尝试。如果出现不适，需要适时停止；如果不确定该方法是否适合自己，可以向相关专业医师咨询，或进行相关课程学习之后再开始尝试。

前言

中医养生也分治标治本

你会不会觉得，自己已经很注重健康养生了，但还是感觉疲倦乏力，容易生病？经常食疗，但为什么身体还不好？还是经常生病？本书的目的就是回应这些问题，助力读者迈向健康。在本书开始之前，我想直接回答这些问题的共同原因——因为你选择了"治标"的养生方法！

不少人认为："西医治标，中医治本。"这是一般民众的想法。如果从中医内行人的观点出发，中医也有治标的，而且在现代中医养生文化之中，许多方法都是"治标不治本"。

"治标""治本"的概念，早在中医的第一经典《黄帝内经》中已经有深入论述，其中治标治本没有说哪样比较好。俗话说"急则治标，缓则治本"，如果病情比较急重，所采取的治疗方法未必全面，希望让病情先缓和下来，这叫作"治标"；如果病情相对没那么急重，就要考虑病情的根本原因，那就是"治本"了。所以在中医治疗观念中，一直都有"治标"的理论存在。

"标"和"本"就好比植物的树梢和树根，"标"就是指树枝的尖端位置，即"本末倒置"的"末"的部分，"本"就是指植物的根部。"标"和"本"是指植物的显露部分和隐藏部分。显露部分虽然看得见，可是植物的外在好看不好看，要看树根的养分吸收好不好。因此中医上有"治病必求于本"的观念，"治本"的确是中医的根本任务，只是在危急情况下，"治标"是一种策略选择。

一般人认为中医比较治本，因此会以为中医的养生也是治本的，事实上，现在人们喜欢的养生方法都是偏向治标的！所谓"治标不治本"的意思，就是它只解决了表面、外在的问题，而没有解决根本的、内在的问题。

比如说很多人都会问：我头痛吃什么好？睡不好吃什么好？经常感到累、怎么可以提神？按什么穴位可以止痛……如果在做某种养生方式的时候，做的时候身体不适就解决了，可是不做的时候情况又有反复，不做就不行，那样的养生方法就是治标不治本，变成了一种依赖，没有针对身体的根本问题，病情就会反复。

治标的养生方式本身并非错误，毕竟在病情比较急重的时候，改善生活方式让自己舒服一点，这是人之常情。可是现在经常把治标的养生方式用在并不急重的病情上，那就违背了"治病必求于本"的医道精神了。

生病养生与健康养生

我记得小学时曾经有次感冒看医生，发现我心律不齐，于是到医院做了许多检查，诊断为"风湿性心脏病"，当时看了西医，也看过中医，他们都叫我不要运动，病情就会缓和。当时是小学一二年级，一整年的体育课，我都只能坐在一旁不能参与。可是我从小就是一个好动的男孩，这对我来说根本是一种折磨！奇怪的是后来我发现，只要我运动了，心律不齐就会缓解，于是决定不听医生的话，也停止了服药，让自己如常运动，结果心脏的毛病自然好了，至今也没有复发。

　　这个故事中，"休息"好像是一种可以让你不生病、快点康复的方法，可是如果一直休息下去，病情虽然好像没有更严重，但也没有真的复原，生活也被迫改变了。结果最后通过锻炼，身体反而彻底好了！你可以想想看，为什么当时中医西医都要求不要运动？如果运动就是康复的最好方法，为什么医师没有叫我这样做？

　　直到我成为医师之后，开始体会医师之苦，明白大部分医师需要承担法律责任，如果医疗行为出了意外，医师需要承担后果，患者生活上调整的建议，有时候很难说得清楚，例如叫患者去跑步，医师又不是教练，无法整天看着他，万一出了意外怎么办？因此医师就不太敢建议患者做一些"不安全"的事情，建议偏向保守，一方面保障医者自身安全，另一方面也能保障患者避免发生事故。

　　因此想要获得健康，就不可能一味依赖医师的建议，需要勇敢跳出自己的"舒适区"，为自己的健康负责。

　　还有一个更重要的原因是——生病时的养生跟健康时的养生截然不同！例如生病的时候要多休息、吃容易消化的食物，可是健康的人则不一样，可以多锻炼身体，多吃粗粮和相对难消化的食物。由于医师经常面对的都是患者，因此他们习惯给予生病时的养生建议，但这些不一定适用于健康生活中。

例如一位医师说"吃粥比较健康"，这句话通常都是在生病的前提下说的，可是患者接收到的信息或许会被"断章取义"，以为任何时候都是吃粥比较健康，因此误以为吃粥就是最好的养生，应该任何时候都要这样吃，可是事实并非如此。

我们要懂得区分，这种养生方法是指生病时候的养生，还是健康时候做的？而健康时候的养生知识往往较少有医者提及，为什么？首先我们请教医生，通常都是在生病的时候！再者，当人们健康的时候，很少会想到健康的宝贵，通常都是失去了健康，生病时才去学习养生知识。因此市面上的养生书，大部分都是针对患者而编写的，如果是一本专门针对健康人而编写的养生书，相信有兴趣的人就不多了，就好像对年轻人谈健康很宝贵一样，他们通常没多大兴趣。

"预防胜于治疗"，这句话谁都听过，这句话真正的含义是："智者懂得未雨绸缪，无须临渴才来掘井，愚者却是后知后觉，都是临时抱佛脚。"这样的比较，是否让我们更明白"治标"和"治本"的意义？

养生的两阶段目标

在生病的时候，养生的目的就是希望让人尽快消除不适，而在没病的时候，养生的目的就是帮助人预防不适的出现。无论是哪一阶段，养生都是希望人可以离开病苦、获得健康，即"离苦"和"得乐"两个部分。

这两部分应该是紧密结合，是养生的不同阶梯层次，而不是分开的两个目的。如果该种养生方法，只是让人舒服一会，病苦又很快回来，那其实也没有得乐啊！

没病不等于健康。就像世界卫生组织对于"健康"的定义："健康不仅为疾病或羸弱之消除，而是体格、精神与社会之完全健康状态。"健康并不只是"不生病"，而是整个人的身体、精神以及社会层面都活出健康，最终达到"完全健康"的境界。

尽管如此，可是大部分人总觉得没病就是健康，其实是误会了"离苦"就是"得乐"了！这就好像是一个学生考完试，刚离开考场的时候说："好开心啊！"刚考完试又还不知道成绩，也不知道对日后有什么影响，这有什么好开心的？又好像拯救地球的英雄片，每当地球有危难、残破不堪的时候，英雄出手相救，避免人类灭亡，在坏人被击败的一刻，人们都因此感动流泪，可是这只是刚摆脱了坏人的魔掌，整个地球还是乱七八糟呢！这些其实只是一种"离苦感"，即离开痛苦的感觉，那一刹那会感到轻松许多，可是这并非真快乐。

生病时的养生也是一样，我们以为某些养生方法可以让我们离开病苦，因为顿时变得舒服了，于是就抓住这份感觉，其实这只是养生目标的"中途站"，下一步还是要往"得乐"的方向走，达到养生的最终目标。

可是要真的得到乐趣，这一过程并不容易。例如说不但要考试成绩好，还要在生活工作中取得成就，这当然是要付出努力。例如打败坏人之后，除了要修复地球，提升自己的防卫能力，预防坏人再来袭击，免除战争灾难的惶恐之外，还要建设更美好的地球，一起守望相助，让人们生活幸福安乐。

本书的目的，就是呈现整体养生的观念，除了有离苦的养生，还有得乐的养生。养生有不同层次、阶段，明白养生的阶段，以"上医养生法"作为最终目标，知道自己现在在哪个阶段，选择适合自己的养生方法，帮助自己层层递进，实现完全健康。

要获得完全健康，就好比登山，过程或许很艰苦，可是当你练习多了、走顺了，就不会觉得艰难了！到了山顶的时候看着整个高低起伏的山峦美景，你可能会觉得过去这些疾病不适都不算什么，这时候就会体验到，生病的意义是帮助你变得更加健康。这个攀登健康高峰的旅程，你准备好了吗？

目录

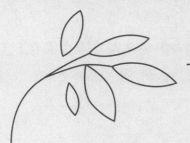

第一章

树立养生观念

本章介绍养生的基本观念与常见误区，

帮助读者树立正确的养生观念。

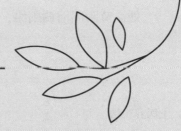

什么是养生?"养生"即健康生活。从养生的字面含义来看,养生是指保养、调养人的生命健康,其中"生"的含义除了指生命,亦指生长,生命就是一个生生不息的过程,如果一个人停止了生长,就会逐渐步入衰亡。

"养生"一词在《黄帝内经》之中共出现四次,养生的概念有广义和狭义之分。狭义之说,最早出现在《黄帝内经》的第二篇讨论四时养生之道中:

> "春三月,此谓发陈。天地俱生,万物以荣。夜卧早
> 起,广步于庭。被发缓形,以使志生。生而勿杀,予
> 而勿夺,赏而勿罚。此春气之应,养生之道也。"
>
> ——《素问·四气调神大论》

在这一段文字之中,将春季的生活调养称为"养生之道",而其后该篇文章也讨论到夏秋冬季的养生,分别将之称为"养长之道""养收之道""养藏之道",实际上即春夏秋冬四时对应生长收藏的自然规律。这里"养生"是专门指顺应春季的自然规律特点而言,因此属于狭义的养生概念。"养生"一词的广义概念,见于另一段话:

> "故智者之养生也,必顺四时而适寒暑,和喜怒而安居
> 处,节阴阳而调刚柔,如是则僻邪不至,长生久视。"
>
> ——《灵枢·本神》

这段文字中明确提到，智者的养生是怎样做的，首先会顺从四时规律而调适环境之寒热，会让自己情绪喜怒平和而安顿好生活居处，人体阴阳之气就能够协调节制，那么就能够避开邪气伤害，可以长寿，也可以保持更好的视力。

广义的养生概念包含了生活的各方面，顺应四时、情绪、生活环境等。实际上述狭义的养生概念与广义的概念并不矛盾，古人在写作时，很多时候以文章第一个概念作为全文的代表，因此说春季养生之道，也提示需要考虑整个四时生活的养生之道。

简单来说，养生就是生活！人要健康，就必须要有正常生活。有人说："生命就是为了活着，活着就是生命的意义。"可是活着不等于快乐，如何帮助人快乐地生活，首先需要身心健康，这就是养生的基本目的。

你习惯采用哪些养生方法

养生是指健康生活，其实它并非传统中医学的专利，每一个国家地区的人都有自己的健康生活方式，只是因为中医学有整体而独特的养生理论和各种养生技巧，所以至今依然影响着世界。

你心中的养生又是怎样的？试着想想每天在生活中，你有没有采取什么养生？

举例来说，每天喝茶，吃枸杞子、莲子百合粥，练习气功、太极拳、八段锦，按摩，艾灸，泡脚，腹式呼吸……

以上只是一些很普通的养生方法，如果你上网搜索"养生"，就可以找到非常多的方法！例如有一段文字据说是乾隆皇帝的"十常四勿"养生法："齿常叩，津常咽，耳常弹，鼻常揉，腿常支，面常擦，足常摩，腹常旋，腰常伸，肛常提；食勿言，卧勿语，饮勿醉，色勿迷。"身体每个部位都有特定的养生方法，每个部位都要经常活动一下，实际上从头到脚身体的不同部位，三百多个穴位，都可以按压养生，有不同的手法……

顺应四时养生，即四季养生，是中医最基本的养生观，除此之外，听说过"二十四节气养生"吗？除了四时之外，还将每个季节分成六个阶段，每个阶段有不同的生活饮食方式要注意。或者听过十二时辰养生吗？就是说一天二十四小时，传统就是十二个时辰（两小时为一时辰），每个时辰有什么特别需要注意的，例如几点起床，几点吃东西，几点去排便，几点去运动……

人们关注最多的是食疗养生，这是一门大学问呢！有些食疗养生课程要讲几十个小时，认识每种食物药物的特性，如何选择优质食材，如何配搭，食物相生相克，如何烹调，火候调控，选择烹调器具，怎样吃法，还需要识别体质和病情，学习如何诊断……

养生还有很多很多！说了一大堆，不知道你有什么感觉？会不会觉得养生很累人！甚至有人曾经问我，如果养生都要做齐全的话，那么这个人还有空过正常生活吗？对啊，这样生活真的好辛苦！我真的见过有些患者，尤其是那些癌症康复者，他们通常都很注重养生，希望找回健康，他们会告诉你："我早上会做4小时运动，包括气功、走路、爬山，回家还要做艾灸，然后食疗，还去泡脚……一天可能花十多个小时养生"。

以上所说的，并非建议读者要做那么多，养生本身并非如此！养生本是为了获得健康生活，如果用养生取代生活，就本末倒置了。

人类逐渐变得长寿是假象吗

我曾主讲过很多场养生讲座，经常问参加者一个问题："在座的朋友，有想过自己可以活到百岁的，请举手！"

就这个问题，通常一场讲座之中不到5％的人会立即举手，大部分人都在发呆，没有想过自己可以长命百岁。为什么会这样？

再问大家一个问题："在你认识的亲友之中，你亲眼见过能够活过一百岁的老人家吗？"通常举手的还是5%左右。因为在我们的记忆之中，很少遇到百岁老人，没有这样的榜样，因此不太容易感觉自己也可以活得如此长寿。

另一方面，讲座中总是有声音弱弱地冒出来："我不想那么长寿。"这是一个奇怪的想法！理论上人都希望可以长寿健康吧？可是我们也明白，当今社会有许多问题，许多人并不富有，生活环境差、工作压力大，如果要想长寿，许多人会担心："那我就要继续工作下去无法退休？""我的退休金恐怕不够我活这么久？""活这么久却要面对病苦，有什么好处？"

可是人类的平均寿命确实在逐步提升，人们变得越来越长寿，因此社会老龄化问题也日益严重。2019年日本厚生劳动省的最新调查数据显示，中国香港男性和女性的平均寿命均是全球排名较高的，男性为82.17岁，女性为87.56岁。而且在2016年香港《经济日报》报道指出，香港人中百岁老人的人数一直有增无减，百岁及以上人数已由2011年中的1900人，增至2015年底的3800人，5年间百岁老人数目增长一倍，然而"死得迟、却病得早"，55～69岁年龄段过去十年的入院人数大幅增加，或与部分疾病年轻化有关。

这里有一个非常怪异的现象：以香港为例，平均寿命不断增加，疾病却有年轻化趋势。实际上，寿命不断提升，这只是一个统计数字，对大部分人来说，这是没有亲身感觉的，不会觉得自己因此变得健康。

实际上人类变得长寿的想法，只是一个"假象"！这里不是说统计数字骗人、造假，而是统计出来的数字，只是一个数字，怎么解读可以加上人的主观意愿。首先，长寿的数字是代表现在有人可以活到这个数字，比如男性平均年龄82岁，那么就代表82年前出生的这些男性，他们的生活环境、体质、起居生活、饮食方式，可以让他们活到这个年龄，可是想想看，我们现在的生活环境，污染、压力、食物养分下降，诸多因素跟过去相比，你真的觉得我们比较健康？

预期寿命年龄提升，许多人认为是因为医学科技发达了，其实这并非主要原因，提高人类寿命的主因是卫生环境改善、社会较为安稳（减少了战乱和天灾），因此夭折率降低。想想看，过去的年代，一家可能生五个十个孩子，可是当时夭折率较高，许多孩子一出生就死了，或者年轻的时候就死了。如果用数字来计算，假如一家人有两个孩子，一个能活到100岁，一个在出生就死了，那么这家的平均寿命就是50岁。换句话说，因为夭折率降低了，人类的寿命就逐渐"提升"了。

由于城市居民的疾病年轻化是大势所趋，我们可以做出大胆预测，当比较健康的老人逐渐离世之后，青壮年发病病逝的人增多，社会的预期寿命将会回落。

人真的可以活过百岁吗

为什么大部分人都不敢活得太"高寿"？究其主因，是因为大家都不想生病。生、老、病、死，好像是人生必经阶段，如果要活到长命百岁，那么之前的老弱病残阶段可能要承受很久，"比死更难受"，因此宁愿早点离去更轻松。

从某种程度上来说，这种想法凸显了人们心底总有"轻生"的念头，虽然不一定是想自杀结束生命，可还是想轻松离开这个世界。

人生不一定是这样的结局！我在做讲座时经常问大家另一个问题："你有没有见过亲戚朋友，当他离开世界的那一天，并非因为生病或者意外而离去的？"当然这类情况也不太多，但也有不少人分享，例如家里的老人吃了下午茶之后，回床上躺了一会儿就离世了！有的老人是某天在家中看电视，看着看着闭上眼睛，就离世了。

其实能够这样轻松自在，没有病苦就离开世界的，可以叫作"福寿双全"了，那是多么有福气的事情！人本身并不一定要经过生病才进入死亡，可以自然离去，这在《黄帝内经》第一篇中已经提到：

> "夫上古圣人之教也，下皆为之。虚邪贼风，避之有时，恬惔虚无，真气从之，精神内守，病安从来？……所以能年皆度百岁而动作不衰者，以其德全

不危故也"。

——《素问·上古天真论》

这段文字指出，如果按照古代圣人的教导，能够避开外在的致病因素，保持内心恬静虚无，人的气血精神能够流畅内守，疾病就不会出现，因此人就能够活到百岁，而且身体动作都不会衰退，这是因为他们符合天地规律而生活。

所以说，人类的"原厂设定"本身是可以长命百岁的！《黄帝内经》称之为"天年"，即上天赋予人类应有的寿命，只是因为各种因素导致减寿了，《上古天真论》第一段就讨论了这个问题：

"余闻上古之人，春秋皆度百岁，而动作不衰；今时之人，年半百而动作皆衰者，时世异耶？人将失之耶？岐伯对曰：上古之人，其知道者，法于阴阳，知于术数，食饮有节，起居有常，不妄作劳，故能形与神俱，而尽终其天年，度百岁乃去。今时之人不然也，以酒为浆，以妄为常，醉以入房，以欲竭其精，以耗散其真，不知持满，不时御神，务快其心，逆于生乐，起居无节，故半百而衰也。"

——《素问·上古天真论》

这段文字指出，上古的人都可以活到长寿百岁，而且动作不会迟缓衰退，可是到了当时（两三千年前），人们就出现活到半百就已经身体动作衰退了，这究竟是什么原因？这是因为上古之人懂得符合天地之道去生活，饮食生活起居有节制，不会太过劳累工作，形神合一，就可以活到天年自然离去。到了当时，人们就不这样生活了，把酒当成水来喝，将狂妄不正常的生活当成正常，喝醉了以后行房事，耗竭精气，不知道怎样让自己满足，无法驾驭自己的心神，只是追求短暂的欲望享乐，生活起居没有节制，因此到了50岁就已经衰退了。

这段文字所形容的，其实到了今天还是一样！不少人活到50岁左右，已经像老人家一样，或者已经长期吃着许多药物控制病情了。

养生就是学习如何按照上天给予人的"原厂设定"来正常生活，从这个角度看，其实人根本不是变得越来越长寿，而是人根本就是长寿的，只是后来因为各种原因"折寿"了，因此只要懂得本来的"做人方法"，人就自然可以长寿。想想看，如果人本身无须因病而死，相信谁都会希望长命百岁！

一个长命百岁的人，通常有什么特征？参考2014年《中国百岁老人生存状况调查》一文指出（2014《百姓生活》月刊72～73页），根据2008～2012年全国大规模调查发现，全国百岁老人共47773人，乡村占73.9%，城镇占26.1%，显示乡村长寿比例远远大于城镇，文中总结百岁老人有6点共性特征：

1. 心态平和，凡事顺其自然——"仁者寿"；

2. 饮食节制，粗茶淡饭；

3. 勤劳好动，终身劳作；

4. 家庭和睦，子女孝顺；

5. 居住地环境优良，饮用水、土壤特殊；

6. 遗传因素，家族有长寿史。

显而易见，乡村生活环境较佳是导致长寿的因素，在城市生活的人并非不可长寿，而是需要花更大努力去获得健康。当然只说环境好像较为被动，如果生活在城市且没有家族遗传，虽然没有最后两项特征，还可以发展前四项，先天不足还可以后天补救，要获得长寿仍可以通过努力达到。

第一和第四项是个人修身齐家问题，特别注意第二三项，想要长寿并非要吃得多好、休息玩乐享受人生，而是需要节制饮食、清淡简单，到老还在运动、工作！这跟我们前文提到的众多养生方法背道而驰。

自古医分三等

想要掌握达到长寿的养生方法，首先需要明白，医学和养生自古分不同层次。让我们看一个有名的扁鹊的故事。

扁鹊是战国时期的名医，医术高超，因能起死回生而闻名天下，《鹖冠子·世贤》记载了一篇扁鹊三兄弟的故事，发人深省。

> 曰："子昆弟三人，其孰最善为医？"
> 扁鹊曰："长兄最善，中兄次之，扁鹊最为下。"
> 魏文侯曰："可得闻邪？"
> 扁鹊曰："长兄于病视神，未有形而除之，故名不出于家；中兄治病，其在毫毛，故名不出于闾；若扁鹊者，镵血脉，投毒药，副肌肤，闲而名出闻于诸侯。"

故事提到魏文侯与扁鹊的一段对话，因为扁鹊的医术十分高超，听说扁鹊还有两位哥哥，却没有听闻他们的医术如何，于是就问："扁鹊，你们三兄弟之中哪位医术最厉害？"

扁鹊回答说："我大哥最厉害，二哥其次，我是最差的。"这样一听，魏文侯十分惊讶，既然扁鹊已经这么厉害了，为什么他的哥哥们更强我们却没听闻？于是继续追问为什么会这样。

扁鹊继续解释说："我大哥给人看病观察入微，他的望诊十分神妙，病还未形成的时候，就已经被他发现且帮助患者消除了，患者根本不知道自己将会生病，因此也不觉得大哥有多厉害，故此他的高明只有我们家人知道。"

"扁鹊的二哥治病时，通常邪气在皮肤层次，即比较浅层的时候就被发现了，因此患者生病的感觉比较轻，被治好了也觉得这是正常的，因此只有村民知道他的存在。"

"扁鹊自己，通常是到了患者的病情十分危重才给予治疗，使用的治疗方法都是比较暴力的：刺穿血管放血、使用毒药、切开肌肤做手术等，由于患者从重病之中康复过来，变化强烈，因此名声就传播在外了。"

尽管故事未必全部真实，但寓意明确，提醒我们未雨绸缪、预防胜于治疗，这往往是人们容易忽视的。

这个故事也提醒我们，往往高水平的医师并非只懂得治病救人，而是更侧重在预防上，他们由于没有"卓越疗效"的显现，因此未必有名。找寻"明医"比"名医"更为重要，高明的医者不一定有名。

高明的医者有什么特征？自古有云："下医治病，中医治人，上医治心"，将医师的水平分为三等，说基本层次的医者懂得治病，而中等水平的医者不只治病，而是治疗整个人，高水平的医者更会考虑患者的心。

还有一句话说："下医治已病，中医治欲病，上医治未病。"水平一般的医者只是治已经出现的病（比如上文扁鹊的层次），中等水平的医者治疗轻病或者即将发生的病（如扁鹊二哥的层次），高水平的医者在疾病还未发生之前就先预防了（如扁鹊大哥的层次）。

关于高水平的医者，在《黄帝内经》中还有一段名言：

"上工治未病，不治已病，此之谓也。"

——《灵枢·逆顺》

上工就是上医，这里说上等医师专注预防未发生的疾病，而不去治疗已经发生的病。这段话说起来奇怪，高水平的医者理应有能力治疗已经发生的病，为什么他不去治疗？这当然不是因为医者水平低，而是医者明白，到了生病的时候才治疗，往往已经耽误最佳时机了。就好像发生火灾才来救火，为时已晚，造成许多损失，所以预防火灾出现更为重要。人一生的精力时间有限，上医会将心血放在治未病上。

高水平的医者往往特别重视预防，这就涉及患者的生活方式，如何改变不良的生活习惯，从而避免疾病发生。可以想象，如果你找寻这样的医生看病，他通常会怎么给你诊治？他肯定不是把脉开药扎针就让你走了，而是会告诉你生病的原因，提醒你要怎样养生。

想想看，平常你所选择的医生，属于哪一种层次？

不断生病跟医生有关吗

要找寻高水平的医者并不容易！古人经常提醒大家，避免找中下水平的医者，例如在《汉书》中有一段这样的话：

> "以热益热，以寒增寒，不见于外，是所独失也。故谚云：'有病不治，常得中医。'"
>
> ——《汉书·艺文志》

这段话说出了医界名言："有病不治，常得中医。"句中所说的"中医"是指中等水平的医者，即"生病时如果不治疗，就像看一位中等水平的医者一样"，这样说或许大家还不太明白，再说白一点"如果你要找一位中等水平的医者看，不如不看！"就像治疗感冒，其实一般感冒一星期就会好，可是如果医者不懂治疗，还可能治疗一两周甚至几个月，那为什么要辛苦自己呢？文中提到这种中等水平的医者，治病或许不懂辨别外在现象，用热药治疗热病、寒药治疗寒病，当然就是诊断失误了。《黄帝内经》也说过类似的话：

> "上工平气，中工乱脉，下工绝气危生。故曰：下工不可不慎也。"
>
> ——《灵枢·根结》

这里说高水平的医者可以使体内失衡的阴阳气血恢复平和，"明医"难求！我经常在养生讲座中询问参加者："在你看病的时候，你的医生有没有告诉你生病的原因？提醒你要注意改变？"通常现场大概只有一成人举手！这种现象，正是你会反复生病的原因了！因为你不知道自己为什么会生病，也没有因此做出改变。

乍一看可能会觉得，怎么医生那么差，刻意隐瞒我，不让我知道病因？就这个问题，首先要看你所遇到的是哪种水平的医者，如果是中下水平的医者，他的治病重点不是在预防疾病，他的目标是治好你这个人和你的病，那么他不存在隐瞒你，他已经完成自己的任务了。如果你遇到的是高水平的医者，他们理应告诉你生病的原因，而上医就像一位老师、教练，指引患者，教导他怎样改变生活，那么作为老师，更需要找到适合的学生。

谚语说："学生准备好，老师自然出现。"另一句话说："师傅领进门，修行在个人。"在师生关系上，是以学生为主导的。我也经常问参加者一个问题："你看病的时候有没有主动问医师，我为什么会生病？我可以做什么改变去预防疾病发生？"通常只有很少的人主动问这问题。

比如一个糖尿病患者去看医生，其实糖尿病要治好很简单，只要改变饮食，那就有机会逆转！可是当医生跟患者说你哪些不可以吃，可以改吃什么的时候，许多患者就会表示："这好难改变啊！""除此之外，还有其他方法吗？""我不会改变的，你开药就可以了"……当医生经常听到类似的回应，就很难有动力对患者孜孜不倦地提醒了。

其实，并非医生刻意让人"不断生病"，高明的医生都渴望患者的主动发问，渴求改变。"不断生病"是因为我们作为患者，没有主动了解自己的问题。当然，明医难求，如果你找不到明医，那就更需要自己掌握正确的养生方法。

除了医者水平可分为三个层次，养生也可以分为下医养生、中医养生、上医养生的不同层次！下一章，我们一起来学习上医养生法的奥秘。

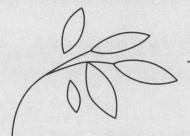

第二章

上医养生法的
系统脉络

本章系统介绍上医养生法的理论，

三层养生阶梯的对应健康状态与特点，

帮助读者选择正确的养生方式。

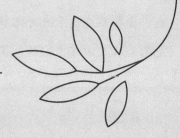

你是否觉得自己已经十分注重健康，注意饮食起居、生活作息，但还是经常生病，或者没病却周身不适？

这很可能是用错了养生方法！

跟治病方法一样，治病方法分治标和治本，养生方法也是一样，并非所有方法都是治本的。如果你只是选择了治标的养生方法，没有根本解决问题，疾病还是会反复发生。选择适合自己的养生方法，才可以帮助自己获得完全健康。

传统中医养生可以分为三类或三层，分别从横向和纵向的视角来看，通过纵横两个视角，建构起整体的养生架构。

从横向视角而言，养生方法可以分为三大类，可以用"天、地、人"作为代表，分别为：

天：四时养生

地：饮食养生

人：情志养生

四时养生，就是顺应天时而生活的养生，属天；食物皆是从大地而来的，饮食养生属地；情志养生，即指情绪思想上的养生，是人所独有的，因此属人。

在天地人三者之中，何者最为重要？天地人三者之中，四时养生属于外，外在的气候环境对人体的影响；食物属于既外且内，食物本身属于身外之物，可是又会进入人体之中；情绪思想是完全从人内部生起的，属于内。

古代文化重视内外的互动关系，更重视内因的作用，例如《大学》一书中的名言："修身、齐家、治国、平天下"，就是先从内做好，再推己及人。养生也是一样，只要做好内部，有时候外部做得不够好也不要紧。当然外因也是不可忽略的，因此本书将会从外入内，层层递进，先介绍四时养生，接着介绍饮食养生和情志养生。

三层养生阶梯分类

古云:"下医治已病,中医治欲病,上医治未病。"在养生时亦有这三种层次的对应养生方法,除了横向的天地人方法分类,还有纵向的上中下医层次分类,名为"三层养生阶梯"。

下医层次养生,是对应生病时候使用的,即治病的方法。如在《伤寒杂病论》的原序之中有一段话:"怪当今居世之士,曾不留神医药,精究方术,上以疗君亲之疾,下以救贫贱之厄,中以保身长全,以养其生。"文中指出学习医药方术治疗的目的,其一是为了帮助自己"以养其生"。当然治病并非一般养生的概念,养生应该在于生活,可是吃药针灸也是患者生活的一部分,例如现在不少人有病会自医,自行抓药针灸,他们也会觉得自己是在做保养。当然有病自医有一定风险性,因为治疗最重要的并非手段,而是以正确诊断为前提,才不会误诊误治。

中医层次养生,是对应病情较轻浅,或者欲要发病时候使用的养生方法。需要强调,这里所说的"中医层次"并非指中医学,而是指中等水平的养生方法。这类养生方法着重的是"调养","调"的含义是调整恢复平衡,例如阴阳寒热失衡的时候,采取对应的方法恢复平和,故此过程着重的是柔和舒适,效果目标一般是立竿见影,希望疾病不适尽快解决,远离病苦。

上医层次养生，是对应疾病尚未发生，预防生病的养生方法。这类养生方法着重的是"锻炼"，是在身体较为健康的时候，主动强身健体，需要付出努力，过程未必舒适，却是获得长寿的方法，其效果往往在未来出现，未必立刻感觉得到（表1）。

表1　三层养生阶梯对应生命阶段与养生特点表

层次	主要对应生命阶段	着重要点	养生特点
上医养生	未病	锻炼	主动强身健体、需要付出努力，过程未必舒适，是获得长寿的方法，效果在未来出现
中医养生	轻病或欲病	调养	饮食寒热温凉平和、保养休息，过程柔和舒适，效果立竿见影
下医养生	生病	诊断	使用各种治疗方法如针灸、服药等治疗疾病，是被动的方式，通过外力进行干预

十分有趣的是，中医层次养生的确跟现代"中医学"的养生观较为一致，大部分的养生方法都在这一层次，而实际上中医学的养生应当包括上中下三层次的养生在内，是整体的养生观念（注意：为了避免误解，本书所说的"中医"均是指"中医层次养生"而言，若指传统中医学，则会称为"中医学"）。

每种养生方式，可分三种等级，纵横两类养生方法一起看，总结成下表（表2）：

表2　养生方法纵横分类表

上医——天 四时养生	上医——地 饮食养生	上医——人 情志养生
中医——天 四时养生	中医——地 饮食养生	中医——人 情志养生
下医——天 四时养生	下医——地 饮食养生	下医——人 情志养生

认识了三层次养生观之后，就可以按照自己的生命阶段，选择适合自己的养生方法。可是日常生活中，人们往往混淆了三种层次养生方法的应用。例如在生病时，应当选择治疗，可是有些患者却坚持不看病、不吃药，希望只是通过食疗、休息来康复，虽非不可，但容易延误病情；在病情比较轻的时候，就应该改变生活方式以调养，帮助自己快速康复，而不是依赖治疗，可是不少人还是会一直服药，如果没有从生活各方面中帮助自己，那么病情就难以痊愈；如果病情已经痊愈，可是继续用中医层次的养生方法生活，那么就无法提升自己的健康，预防疾病发生，疾病即使好了，过一段时间还是会复发。

因此，**要避免选错养生方法**！否则最后伤害的只是自己。

三种层次养生，实际上并非三种截然分开的养生方式。刚开始接触上医养生法的概念，会以为"三层养生阶梯"像图1的关系：

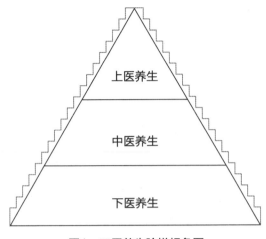

图1　三层养生阶梯想象图

想象之中以为三个阶梯是截然不同的层次，但是在现实生活中，三者是互相交错、无法分开的。在生病到健康的过程中，三者是互相融合逐步提升的过程，较为真实的示意图见图2。

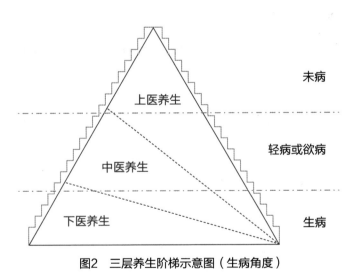

图2　三层养生阶梯示意图（生病角度）

如图2所示，三层养生的范围较像是斜线的分层关系。例如下医养生针对的是生病，可是也可以开始进行中医养生的内容，还可以做少部分上医养生。具体而言，当一个人生病住院了，需要使用各种治疗治病，可是生活上也需要中医层次的重视调养以及考虑上医层次的锻炼，只是生病的时候锻炼应该比较少，等到康复之后才逐步增加锻炼。又比如对于脑卒中患者来说，走路或者握拳对他来说已经是一种锻炼，也可以属于上医养生层次，只是这种锻炼的程度对丁上医养生层次来说是比较简单的。

图1和图2主要是站在生病的角度而言，去看逐步康复以致健康的上升阶梯，从这样的角度看，好像上医养生是比较高层次、比较难达到的。可是如果从上古之人也可以达到长命百岁的角度来看，应该是把以上的三角形倒过来看，如图3。

从这个倒三角形的角度看，上医养生层次理应是比较宽阔的。理想情况下，如果人能够健康生活，是较少生病的，只是当

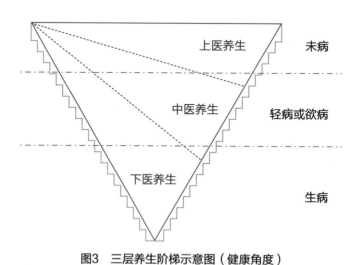

图3 三层养生阶梯示意图（健康角度）

身体逐步变差了，才需要更多休养甚至治疗。这个倒三角形的图3，除了是比喻上古时候人们的健康，也好比现在年轻人的状态，年轻人通常较为健康、较少生病，因此较为习惯锻炼身体，故此，在他们的世界，生病是较为罕见的事情。

　　以上两个正三角形和倒三角形的示意图，哪种更正确？其实二者都可以是正确的！只是视角不同，根据你身体健康或生病的不同，所处的视野就会有所不同。

你的养生方式能根治问题吗

中医养生和下医养生，是一般人较为熟知的方法，本书重点介绍上医养生法的观念。

上医养生法的锻炼，并不只在于运动强身，在天地人三大类养生之中，各有不同的锻炼方法。

测试一下你平常的养生层次。我在养生讲座中经常问参加者："如果你平常怕冷、手脚冰凉，你会用什么方法帮助自己？"

一般人会说："多穿点衣服，喝点儿热水热汤，晒太阳，开暖气，洗热水澡，泡脚，用发热床垫……"

对，这些方法都可以让你立刻温暖舒服起来，属于"中医养生"的层次，可是这些方法没有根本解决怕冷的问题，当你不用这些方法的时候，身体很快还会怕冷，如果要根治怕冷问题，还有什么方法？

有人说："做运动。"

对，的确做运动可以强身健体。

有人说："洗冷水澡！"

噢！这开始提到上医养生的方法了，乍一听会不会觉得好吓人？本身怕冷，还要让人洗冷水澡，不会更冷吗？

先别着急，深呼吸，放松，敞开自己的心，慢慢听解说。

这是真的！大家想想看，如果一个人能够洗冷水澡，他肯定不太怕冷！相反，一个人习惯洗热水澡，那就是比较怕冷的，这是因为一个人的怕冷程度才导致他选择怎样的水温，可是倒过来也对，是因为他的选择，导致了他怕冷还是不怕冷。

首先我们要了解，上医养生层次是针对没有病的人，如果怕冷，也是怕冷程度比较轻的人才可以这样锻炼。如果是怕冷发抖、全身不适生病的患者，当然不适宜这样锻炼了。这就是上一节提到的"按照自己的生命阶段，选择适合自己的养生方法"。

谁都会怕冷，就算是健康人到了严寒的环境也会怕冷，所以怕冷是相对而言的，并非健康人就不需要预防怕冷问题。

所谓"洗冷水澡"，不同人心目中对于"冷水"的定义不同，有人会想到冰水，有人会觉得是冰湖之中的水，可是冷水也可以是指室温、没有加热的水，而夏季的室温水跟冬季的室温水也有不同的温度。

说要洗冷水澡，并非一下子就要你跳进冰海里去！那样任谁都会发生意外。但凡锻炼，都需要循序渐进，比如你平常都不运动，一下子去参加马拉松，很容易受伤，如果平常没有洗冷水澡的习惯，一下子在冬季洗冷水，当然很容易生病，需要慢慢习惯，增加锻炼强度，例如先在夏季洗冷水澡（室温水），或者还是洗热水澡但是水温调低一点，让身体适应。

上医养生法的观点，并非我所独创，自古中医学也有相关记载。例如在元代曾世荣的《活幼心书》有一句名言："四时欲得小儿安，常要一分饥与寒。但愿人皆依此法，自然诸疾不相干。"这句话到了后来变成一句民间谚语:"若要小儿安,常保三分饥与寒。"两段话虽然有点不同,究竟是"一分"还是"三分"饥与寒?其实并不重要,只是程度的差别,与体质状态属于上中下医层次有关。这里最重要的是提出一个观念:养育小儿并非只是要保护、舒适,而是需要让他有一点锻炼挑战!如果根据这样的方法,自然各种疾病都"不相干"。

这种锻炼法则,除了小儿之外,更适用于成人!这段话的价值提醒我们:像小儿这么娇嫩的身躯,也需要有点儿锻炼,更何况是成人呢?

洗冷水澡真的可以帮助人不怕冷!类似的方法,例如生活在北方会下雪地方的人,比如中国的东北地区,他们的体格一般是什么样呢?大多比较魁梧壮实。实际上动物学也有一种规律,称为伯格曼法则,是指恒温动物的同一物种,在更寒冷的地区生活,体积会变得较大,比如北极熊比其他地区的熊体形更庞大。

有新闻报道,在俄罗斯西伯利亚地区气温只有−25℃,但当地一些幼儿园的学生却只穿泳衣裤,赤脚在雪地上玩耍一会儿,期间用冰冷的水洗身!这类游戏在日本的幼儿园也经常出现,而且日本的小学生经常都是穿短裤裙子、冬天不穿袜子,目的就是训练孩子的耐寒能力。

寒冷训练并非外国人的专利,这类做法在中国古代已有提及,例如武术界有一句名言说:"夏练三伏,冬练三九。"所谓三伏天和三九天,就是指夏季最热和冬季最冷的日子,这些时候还是要练功！提醒习武之人即使极端天气环境，仍是锻炼身体的好时候。

这些就是"遇强越强""适者生存"的道理！当人受到更大的外在环境的挑战，人体就会提升自己的能力，去应付环境所需。《孟子》中也有一句名言："生于忧患，死于安乐。"更提到"故天将降大任于是人也，必先苦其心志，劳其筋骨，饿其体肤……"，就是强调要成为一个更好的人，需要提早锻炼自己的身心。

上医养生法所提倡的是"锻炼"，并不只是运动，除了以上提到锻炼耐受寒冷的方法外，还有非常多的锻炼方法！四时养生、饮食养生与情志养生，也有上医锻炼的方式，本书将逐一介绍。凡是锻炼，需要经过学习，避免发生意外受伤，因此建议读完本章之后再开始尝试。

启动自愈力，生病必有因

如果你已经很注重健康养生，可是还经常生病，那可能是因为你所选择的方法只是停留在中医养生层次，这层次的最大问题是——依赖！

中医层次本身并非错误，如果生病或者在病轻、欲病的时候，应当让自己感觉舒服，让身体逐渐恢复过来，可是如果一直维持这样的生活方式，那就只会停留在这一个层次上。例如生病时应当多休息、少运动，可是如果将这样的生活方式一直维持下去而不去锻炼身体，每逢锻炼都说疲累，那就无法摆脱恶性循环。

要摆脱依赖，唯有依靠自己的努力，把自己从疾病之中解救出来。

凡是生病必有原因，上医养生法所提倡的，就是预防疾病发生，那就是要"治病必求于本"，治本才能根治问题。

人为什么会生病？这个基本问题涉及中医学的发病观。试试回答以下问题。

"你上一次感冒是什么原因引起的？"

因为我受寒了？因为天气不好刮风下雨？因为被家人朋友传染了？因为细菌病毒入侵了？因为居住的地方比较潮湿？因为被

商场或者公交车的空调吹着了？因为食物不干净？吃了太多热性食物？工作压力大？老板对我不好？因为被人骂了一顿？……

"原因"可以有千百种，而中医学角度将之简化为"正邪"两方面，正气和邪气的关系是导致生病的主要原因，从中医学角度看，你觉得以下哪句话比较正确？

1. 邪气容易伤害身体正气，所以要小心避邪？

2. 正气虚才容易感受邪气，所以要增强正气？

如果这样刻意提问，相信大部分人都明白，是第二项比较符合中医学的看法，所谓"邪不能胜正"！可是回想一下前一个感冒原因的问题，如果你的回答是上面提到的外在原因，受寒了、被传染了、环境不好等，那都算是第一项的原因，其实大部分人总是觉得外在因素是导致生病的原因。

《黄帝内经》反复提醒，人生病的原因，是自身的正气虚弱为主导的：

"正气存内，邪不可干。"

——《素问·刺法论》

"邪之所凑，其气必虚。"

——《素问·评热病论》

"风雨寒热，不得虚，邪不能独伤人。"

——《灵枢·百病始生》

这三段文字反复强调同一个概念：体内的正气充足，邪气就不会侵犯人体，邪气所凑集之处，是因为该部位的正气虚弱了，邪气才会侵犯，就像风雨寒热这些外在邪气，如果没有遇到人体正气虚弱，邪气是不会伤害到人的。

正气与邪气本身是一体的，所谓"水能载舟，亦能覆舟"。比如寒气，寒气好像会伤害人，可是如果大自然没有寒气只有热气，那就会造成热浪火灾，出现生态灾害。人体也是一样，各种气本身也可以是正常之气，只是当人体虚弱了之后，大自然之气就容易变成邪气了！就好像冬季天气寒冷，对某些人来说觉得很舒服，有些人就很害怕，这就看自己身体的正气状态如何。

生病的关键是正气，从疾病中被疗愈的关键还是"正气"！要启动人体的自愈能力，首要任务就是如何提升正气。上医养生法的观念，就是通过锻炼提升正气，从而预防邪气侵犯，帮助正气抗邪。

养生方式跟性格有关

虽然传统中医学多认为生病是正气虚弱所导致，可是相信你也听过，有些医者会说："你这个病就是因为受寒导致，因为你湿气重，饮食过多生冷食物……"按我的理解，这是因为作为中医师，也可以分成两类人，一类医师比较倾向邪气侵犯人体才导致生病，另一类医师认为正气虚才导致人体生病，因此他们的行医方式就截然不同，可参考表3。

表3　中医师的两类诊治观

阴	阳
生病时喜欢吃药治疗	生病时不喜欢吃药治疗
处方药味多、剂量轻	处方药味少、剂量重
治病力求平稳	治病疗效至上

这里用阴阳两类的特性，作为对医者诊治观念的分类。

属阴的一类是倾向认为"邪气侵犯人才导致生病"，因此他们会较为害怕邪气，会努力驱赶和避开邪气，在诊疗层面上，他们生病了就希望尽快吃药帮助身体驱赶邪气，而治疗的时候如果处方开药，就会喜欢多开点药，一次驱除各种邪气，但又怕药物伤害正气，因此处方药量较轻，治疗的时候力求平稳，避免伤害身体。

属阳的一类是倾向认为"正气虚才导致人生病"，因此他们生病时比较相信自身的正气充足，就可以对抗邪气而自愈，生病了不一定要吃药也可以自己好起来，如果真的要吃药，他们会希望快点好，用少一点的药，专注处理关键的正邪问题，而且剂量重一点也不怕伤害正气，治疗的时候以疗效为上，希望寻求最快解决生病的方法。这两类的诊治观念区别，跟医者自身的性格有关，实际上是他们学医之前的生命态度导致的（见表4）。

属阴的医者，他们学医的动机，一般是从小体弱多病，故此希望学医自救，自信较为不足，身体较弱、容易生病，故不太耐受锻炼身体，生活比较倾向舒适悠闲，避免环境邪气所伤。他们的人生观较为负面悲观，相信"邪气总是会伤害正气"，因此他们比较推崇"中医层次"的养生方式。

属阳的医者，他们学医的动机，并非因为从小体弱多病，反而是小时候身体比较健康、少生病，因此比较自信，也比较喜欢运动强身，他们学医是希望可以将医道跟人分享，帮助更多人预防疾病，而不只是治病。他们的人生观较为正面乐观，相信"邪不能胜正"，即相信正气可以帮助人体自愈，因此他们比较推崇"上医层次"的养生方式。

表4 中医师的两类人生观

阴	阳
从小体弱多病	从小健康少病
不够自信	自信
不喜欢运动	喜欢运动
负面人生观	正面人生观
相信邪能胜正	相信正能胜邪

以上论述的两种医者倾向，导致选择养生方法的倾向不同，是两类典型的理论模型，实际上不少医者可能侧重阴多阳少，或者阳多阴少，互有交错。

其实这不但是医者的养生观不同，也是每一个人选择的养生倾向，为什么有些人习惯停留在中医养生？有些人则喜欢上医养生？这都跟自己的性情有关，所谓"同气相求"，属阴的人喜欢找属阴的医者，反之亦然。

每个人都有阴阳两面！每个人也有悲观的时候，或者对某些事情较没信心、某些事情较为有信心，因此在养生的选择上，或者我们对自己健康某部分不够有信心，某部分比较有信心，这也是十分正常的。本书提倡"养生阶梯"，帮助我们看到整体的养生架构，如何帮助每一个人知道自己身处的位置，然后一步一步往上走，走到更光明的一面。

上医养生法的观念，不会将所有邪气都看成是负面的，例如接受寒冷的挑战也可以是帮助强身的方法！这不仅是养生观念的转变，也关乎人生观态度，帮助我们更中性地看待看似伤害自己的事物。

什么是治本？什么是病因

"治病必求于本"，凡是生病必有因，解决疾病的根本原因就是治本，可是什么叫病因？

一般患者问医生："我为什么会生这个病？"通常医生都是从医理上解释原因，例如西医会解释，是什么病菌，哪个器官出毛病，什么组织细胞，或者是身体哪些化学物质出了问题；如果从中医学角度解释，就会说正气邪气，风寒湿热，阴阳气血，五脏六腑，经络筋骨等不同的原因解释。

以上这些原因解释，很多时候就算说出来，患者还是一头雾水。例如西医告诉你：你患了肾小球疾病之中的IgA肾病，或者中医师告诉你得了痹症之中的风寒湿痹，这样说你好像知道一个名词，但背后的意义是什么，其实不太清楚。医学诊断的解释，目的是让医者做出治疗选择所使用的，对于患者来说，最重要的是要知道：我生病的生活层面的原因。

中医学的基本理论认为，所谓病因有三类，分别称为外因、内因、不内外因。外因就是邪气，包括各种气候和环境因素；内因就是七情，是从内而生的；不内外因就是指饮食，也包括各种其他原因，例如虫兽所伤、刀枪外伤等其他因素。实际上这三类病因，就是天地人三大类养生没做好的结果，因此凡是生病，都一定可以从这三大类原因之中找寻答案。

而在这三类病因之中，情志致病的因素最为重要，因为情志直接影响人体气血，亦即影响人的正气，如果一个人的情志比较好，那么他的气血就比较通畅，就不容易生病。情志是影响"正气存内，邪不可干"的直接因素，但凡生病也可以有心灵层面的解释，甚至可以说所有病也是"心病"！

情志就是指人的情绪思想，当一个人有某种情志偏向，就会形成独特的性格，性格又会影响健康甚至自己的命运。因此性格、体质的倾向，更是生病背后的原因。

而人的情志性格，又与我们的父母遗传、家庭环境、成长教育、兄弟姐妹、家族模式、工作生活等有关系，这些都是塑造我们情志性格的原因。因此如果要说生病原因，还需要回到真实生活之中，从整个人的生命故事之中去找寻。

除此以外，性格虽然与各种因素有关，可是相同的父母可以有多个儿女，每一个儿女的性格也有所不同，就是说性格有部分是天生的！是上天所赋予的，即"心神"所造成的特点，每一个人的心神也是独特的，这个心中所藏的"神"是从天地而来，每一个人来到这个世界的时候，都是带着一些特质、天赋、使命而来，因此如果一个人能够活出顺应自己心神的人生，他自然会情志顺畅，顺心如意；可是如果他一直过着违背自己心神的生活，他的健康一定会受到影响，生病就是为了提醒他要做回自己。人的健康需要从治病、治人、治心、治神层层递进。

以上各个层面都是"病因"！生病的原因是复杂的，每一个层面的原因也是环环紧扣、互相联系的。例如一个人没有做自己喜欢的事情，他就会不开心，不开心可能会更没有动力去工作、生活、运动，也会经常吃一些重口味的食物让自己开心，这就是得了"饮食成瘾症"。各方面不健康，因此就容易生病。

　　上医养生法着重治本，直接面对问题的根本原因，解决它、面对它、消除它、克服它、超越它，那么疾病就会自然离你而去。上医养生法的立足点，主要在基本中医学的"病因"三大类层次，从四时养生、饮食养生与情志养生的角度切入，继而尝试探索各种生活上的病因可能。

上医养生的十条原则

方向比努力更为重要。一个人很努力地爬山，却走错了方向，纵使再怎么努力，也永远达不到目的地。

上医养生法是养生的终极目标，让我们活出终极健康。可是要攀登健康的高峰之前，需要明白其理念与方法，错误理解上医养生观念，只是一味盲目锻炼，未必能带领你到目的地。以下介绍我多年来通过研究应用上医养生所总结出来的十条上医养生原则。

第一条：没有一种养生方法是必须做的

本书所介绍的上医养生法之中，有许多具体养生方式的建议，但需要强调，并没有一种方法是适合所有人的，没有一种是每个人都必须要做的。实际上，不但是上医养生法，所有的养生方式也是一样的。

养生就是健康生活，生活方式因人而异，与不同地区的生活环境、文化历史息息相关。例如有些地方的人认为吃米饭很重要，有些地方的人却完全不吃饭只吃面条、面包或者土豆，实际上没有一种是一定必须吃的，吃什么是你的选择。

本书提议的养生方法，采用了或许会对你有益处，但也必须要看自己的身体状态是否适合，根据自己的个人情况做出选择。上医养生所提倡的方法偏向治本，如果真的治本，就不需要天天做、长期进行，如果需要长期做才能够舒适的，那就属于中医养生层次，会造成依赖。

本书所介绍的方法，并非期望每位读者都要遵从，而是通过基本生活养生方法为例子，以便大家举一反三，不要拘泥某种技巧。

第二条：养生就是顺应自然而生活

养生就是健康生活，而健康生活必然是顺应自然，而不是违背自然的。

上医养生法同样强调需要顺应自然，不过大家可能会想，例如上述怕冷的解决方法，好像是违背自然？可是大家别忘记，顺应自然不等于"舒服"，"顺"和"养"这些名词让我们感觉都是柔和的，但别忘记大自然是"严厉"的，天要下雨就下雨、要干旱就干旱，夏季酷热、冬季严寒，这些都是大自然给人的挑战，真正的顺应自然，就是要学会怎样跟天地共处。

上医养生法是更加顺应自然的养生方法。例如从中医养生的层面来看，夏季就要消暑、避开太热的环境，冬季就要保暖、避免寒冷所伤，而上医养生的角度就是不用怕大自然给人的挑战，夏季让自己热一点、不要怕热，冬季让自己冷一点、不要怕冷。从这样的对比中可以看到，中医养生层次看似顺应自然，但实际上是害怕自然、对抗自然，而上医养生则是真正顺应自然的养生观。

第三条：养生之道重于养生之术

传统文化认为"道重于术"，道就是规律、法则，养生之道比养生之术重要。

本书会提到许多具体的上医养生方法、技巧，可是别忘了背后的养生之法更为重要！因为方法是死的，道理是活的，书中所教导的方法看似固定，实际上明白天地之道的运作、人体的运作方式，才是帮助我们举一反三的条件，避免我们执着于技巧，而忘记了灵活变通。

没有一种养生方法绝对好或绝对坏，就好像吃人参很补，可是人参使用不当也可以是毒药！养生也是一样，比如洗冷水澡对某些人来说会伤害身体，对某些人来说可以强身健体，这都要视体质病情状况做出选择。这就是养生之道重于养生之术的背后原因，因为如果只是执着于方法，而不明白背后的道理，就很容易误用而造成伤害。

第四条：养生方法需要三因制宜

养生需要个体化进行，按照每个人体质生命阶段进行，继而考虑天地人三大类养生的安排。

养生还需要三因制宜，即因时、因地、因人灵活变通。例如根据不同的年龄、人生阶段而变化；根据不同地方的气候环境、季节变化规律、文化、水土、食物等做出选择；最重要还是因人而异，按照自己生命阶段的状态，选择上医、中医和下医的养生层次侧重。在使用养生方法过程中，经常保持察觉，根据自己的身体反应随时做出调整。

养生方法的选择必须聆听身体的声音，察觉身体的反应，亲身尝试，随时调整。切勿盲信权威或者科学研究，科学研究总有局限性，适合某群体的人不代表适合你这个个体。这里的意思不是反对科学，权威和科学研究可作为参考，而且要用实事求是的精神，用自身身体反应做实验。

再次提醒，没有一种养生法一定要一辈子坚持！凡事过犹不及，即使再好的养生方法，不适合自己的状态，做得太过也可能有害。

第五条：锻炼需要循序渐进

锻炼的主要目的其实是锻炼"恢复平衡的能力"，就是打破身体的平衡，再让身体有自己恢复的能力，自我稳定的功能。因此锻炼其实带有"小受伤"的意味，同时应避免太过受伤，无法恢复平衡。这类似于生物学上说的"自稳态"，也像人们常说的"小病是福"，有时候生一些小病，能够增强抵抗力。

但是每个人"恢复平衡的能力"的宽度不同，有些人跑步，一下子就可以跑很长时间，有些人一开始的时候只能跑上一两分钟，尤其是年老体虚者，这方面尤为注意。要知道自己能力的极限，不要尝试过分突破。

上医养生强调锻炼，凡是锻炼都必须要循序渐进，如果能够经专人指导，当然更容易入门。可是如果找不到老师指点，需要自学，就要慢慢摸索，逐步尝试。

锻炼的过程总会犯错，如果不小心锻炼太过、受伤了，没关系，那就退一步回到中医养生层次，先让自己恢复过来，再尝试。所谓"犯错"其实也不是真的错，是因为跟不上自己身心的变动，因此需要密切观察、随时调整，从失败经验中学习。

第六条：锻炼身体宜在健康时进行

锻炼应该在身体健康时进行，而不是在生病时才锻炼。假如要练习跑马拉松，没有人会在生病时才特别去跑吧！生病了当然要休息，所谓"留得青山在，不怕没柴烧"，锻炼的目的是让身体更健康，可以有更多力量生活、做事，而不是为了锻炼而锻炼。纵使上医养生有多好，也需要适时停止，许多习惯锻炼身体的人，往往不懂得照顾自己，生病也不懂休息，懂得放下也是另一种内心锻炼。

要锻炼当然是在比较好的状态时开始，所以中医学所说的"上工治未病"，是指在健康的时候就要开始防病。当然，不是说生病时完全不可以锻炼，而是锻炼的强度要降低，生病时锻炼只是辅助，首要是通过中医和下医层次的养生帮助康复，康复之后再加强上医养生方法。

第七条：锻炼身体亦需要注意保养平衡

上医养生并非否定中医养生和下医养生，三种层次的养生观是相辅相成的。在整个生命过程中，人总会生病，我们找不到一个人是没病过的，因此生病时看医生做治疗再正常不过，并非需要责怪自己，为什么我的上医养生做不好？

在每天的养生之中，锻炼总是间断性的，不是一天24小时进行，需要找寻适合自己的锻炼量。例如练习跑步，不可能整天在跑、天天在跑，人总要睡觉、吃饭、休息。比如洗冷水澡，也只是洗几分钟，总得有一个停止的时间，之后也需要保养照顾自己。因此尽管是每天都在进行上医养生法的人，也总会带有中医养生层次的生活方式，二者并不矛盾，而是相辅相成的。

上医养生切忌一蹴而就，一心锻炼而不去保养自己，忘记了平衡。动与静、锻炼和保养是阴阳的两端，平衡是十分重要的。例如跑步后，可以洗一个热水澡，让身体休息、吃东西补充能量；洗冷水澡之后，也需要赶快擦干身体穿衣服，让身体恢复温暖等。这都是中庸之道的重要性，这个平衡的"法度"怎么把握，就是生活的艺术了！需要每一个人用心去找寻，这也是生活的趣味所在。

第八条：锻炼目的不是追求极端

锻炼的目的是"扩张边界"，将身体的潜能打开，让身体变得更加健康强壮。

锻炼是希望我们可以挑战自己，敢于突破自己的框框，但是这并非要追求极端。

人虽然有无限潜能，但是物质肉体总有限制，当不小心跨越自己的边界时，也可能是生命终结的时候。人生在世，获得健康是为了让我们可以更有力量去做想做的事情，锻炼并非只是为了锻炼，而是为了有健康的体魄去完成工作、享受人生，因此上医养生的锻炼程度不需要挑战最高难度，而是给自己制定符合自身的目标就可以了。

第九条：建立积极的锻炼态度

上医养生法提倡锻炼养生，或许让不少人却步，感觉"好辛苦啊"！

锻炼不一定辛苦！其实辛苦往往是成年人的想法，因为身体太疲惫，就没力气跳出自己的舒适区。试想，如果是小孩子，他们通常都是充满活力到处跑，什么都要尝试而不觉得累。小孩子学习走路、学习骑自行车，这对他们来说都是一种锻炼，可是他们往往不怕辛苦，跌倒了还是会站起来再尝试。

因此锻炼不觉得辛苦的首要心态，就是要将锻炼当成"游戏"，是一种探索、是一种体验，不怕失败。

远足做例子，爬山时很费劲儿，可是当登顶之后看着眼前风光，就会觉得疲惫尽消！锻炼的过程也是一样，往往是一开始比较辛苦，后来比较顺畅，等习惯之后，反而会上瘾，即使这次爬山很辛苦，没多久还会心痒想再尝试！

享受痛苦，就像吃辛辣食物一样，食物有一点辣味才刺激！人生和养生都是如此。

第十条：不要执着于上医养生法

看完这本书之后，或许你会迷上上医养生法！可是我想再次提醒大家，千万不要执着于上医养生法。

上医养生提倡锻炼，可是没有人说你不可以享受舒适的生活！上医养生并非否定中医养生，现在已经不是生活艰苦的时代，上医养生并非提倡清贫生活。这是平衡的问题，为了提升健康可以多一点锻炼，也切勿忘记要照顾自己。现代的都市人往往都习惯了勤劳工作，最缺乏的反而是休息、好好照顾自己、爱自己！

掌握上医养生与中医养生、锻炼和保养之间的平衡，这也属于上医养生之中的情志养生心法！

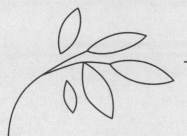

第三章

生活作息
——四时养生篇

本章介绍四时养生的理论，

因为四时养生不当而导致的常见病，

以及如何顺应季节而生活。

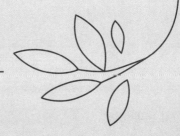

中医层次：按季节特点作息生活，例如：夏季吃寒凉性食物、少穿点衣服、注意避暑；冬季吃温热性食物、穿多点衣服、注意避寒。

上医层次：更加顺应四时特点生活，挑战自己，例如：夏季洗热水澡、多做户外活动、晒太阳、吃辛辣食物；冬天洗冷水澡、少穿衣服、吃寒凉食物。

由于下医养生是治疗方法，主要是医者所学习的内容，不在本书主要讨论范围内；中医养生也是多数养生著作主要讨论的内容，本书主要介绍上医养生层次的理念与方法，并与中医养生做参照对比。

"四时"是什么

所谓"四时"，就是将一年分成四个时段，即四季的意思。四时养生的概念，是指顺应天时、天地规律的养生之道，不只谈四季规律，也包括各种时间养生，例如一年、一天的养生等。

谈到四时养生，首先要懂得"天道"的规律如何，四季二十四节气是怎么来的？这与地球环绕太阳运行的规律有密切关系。首先参考图4：

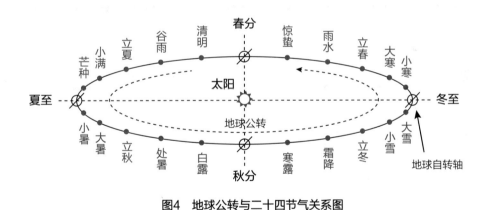

图4　地球公转与二十四节气关系图

四季如何产生？根据天文学的基本知识，地球有自转、有公转，当地球围绕太阳公转一周，就是地球的一年。因为地球围绕太阳运行是椭圆形的轨道，加上地球的倾斜自转轴，导致南北半球每天日照时间有长短差异，因此地球有时候离太阳较远，有时候离太阳较近，于是形成了一年四季的变化规律。而四季的时间轨道之中，每一个季节平均分成六个时段，就形成了二十四节气，即将一年细分成二十四节时段。值得一提的是，二十四节气属于"阳历历法"，而不是"阴历历法"，传统中国的历法是阴阳合历，阳历是指太阳的历法，阴历是月亮的历法，而现在所说的"农历"则是包含了两种历法在内的传统历法，其中二十四节气属于阳历历法，例如初一、十五月亮周期则属于阴历历法。

表5总结了传统历法的四季与月份对应、节气以及阳历的具体日期。由于二十四节气是跟着太阳的历法，而现代阳历理论同样是太阳的历法，因此二十四节气基本固定在每年的1～3天阳历日期。古人将二十四节气总结为"二十四节气歌"，方便大家记忆。

春雨惊春清谷天，夏满芒夏暑相连。
秋处露秋寒霜降，冬雪雪冬小大寒。
每月两节不变更，最多相差一两天。
上半年来六廿一，下半年是八廿三。

四季与二十四节气属于阳历历法，与太阳有密切关系，从中医学的角度来看，四季的规律是由于阳气的升降出入所产生，参考图5。

表5 四季月份与二十四节气日期表

季节	阴历月份	节气	阳历日期
春	正月	立春	2月3～5日
		雨水	2月18～20日
	二月	惊蛰	3月5～7日
		春分	3月20～22日
	三月	清明	4月4～6日
		谷雨	4月19～21日
夏	四月	立夏	5月5～7日
		小满	5月20～22日
	五月	芒种	6月5～7日
		夏至	6月20～22日
	六月	小暑	7月6～8日
		大暑	7月22～24日
秋	七月	立秋	8月7～9日
		处暑	8月22～24日
	八月	白露	9月7～9日
		秋分	9月22～24日
	九月	寒露	10月7～9日
		霜降	10月23～24日
冬	十月	立冬	11月7～8日
		小雪	11月21～23日
	十一月	大雪	12月6～8日
		冬至	12月21～23日
	十二月	小寒	1月5～7日
		大寒	1月19～21日

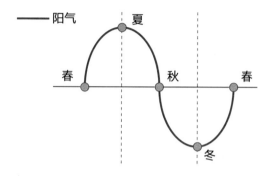

图5　天之阳气四季升降图

在春季时阳气上升外出，到了夏季阳气到达顶点后，开始下降内收，冬至阳气到达最低点之后又再上升，如此往复循环，周而复始。更具体一点，四季的规律跟二十四节气的四个点——二分二至，即春分、秋分、夏至、冬至等四个节气最为关键。参考图6。

过了冬至之后，从历法上就是新一年的开始，这时候是阳气收藏到最低点，天文上，冬至就是一年中黑夜最长、白昼最短的

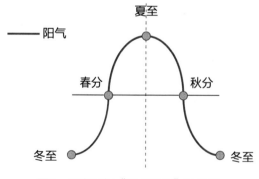

图6　天之阳气"二分二至"升降图

一天，过了这一天之后白昼时间就会逐渐增加，整个天之阳气逐步转入生长。阳气一直上升到夏至的时候，就是阳气升发到了最高点，在天文上，夏至是一年之中白昼最长、黑夜最短的一天，过了这一天后黑夜时间就会逐渐增加，整个天之阳气逐步转入收藏。至于春分、秋分，就是一年之中，昼夜长短相同的日子，"二分二至"也是四季每一季到了中段的时候。这就是天之阳气的生长收藏规律。

节气规律影响全球

　　生活在城市的人，往往不太察觉天地的变化，大部分时间生活在室内，夏天开冷气、冬天开暖气，好像不用理会这些天气变化，这就是不少人身体总是虚弱的原因之一！就像地心引力，无所不在，影响着地球每一个人，天的阳气升降出入，就算你躲在室内还是会受影响。可以测试自己的身体感受，假如某天早上起床天气晴朗，阳光普照，人睡醒后就会比较精神；如果阴雨绵绵，人就不容易睡醒，感觉昏沉，就算你在没有窗户的室内，也会感受得到这种变化。

　　节气规律并非只是寒热的温度变化，这是一股气、一股能量，会牵动人身体的阳气运行，即"天人相应"。

　　再者，二十四节气的规律之中，好像有些节气跟我们无关，例如我们大部分人不务农，谷雨、小满、芒种失去了本来的意义，又好像生活在不下雪的地方，霜降、小雪、大雪只是一个传说。二十四节气的设立，本身是为中原四季分明的地区而设定的，生活在其他地区的人，可能感觉二十四节气不够实用。可是，"节气"的概念十分重要，节气适用于全球！

　　当然这里要先说清楚，"节气"不等于传统的"二十四节气"，节气是指将一年分成不同的节段，以便帮助了解当时天地之气的规律特点。最常说的节气当然是四季了，就是将一年分为四节，所以称为季"节"；更简单的，就是将一年分为成上下两节，分阴阳、寒热、生长与收藏；更仔细的，在《黄帝内经》之中一年有不同分类方法，例如可以用五行分类，将一年分成春、夏、长夏、秋、冬五节；还有"六节"之说，又称"六气"，即将一年分成六个季节。《黄帝内经》有"三百六十五节气"一说，即将一年分成三百六十五个节段，实际上就是三百六十五天！参考另一段经文解说。

"黄帝问曰：余闻天以六六之节，以成一岁，地以九九制会，计人亦有三百六十五节以为天地，久矣……天为阳，地为阴；日为阳，月为阴。行有分纪，周有道理。日行一度，月行十三度而有奇焉。故大小月三百六十五日而成岁，积气余而盈闰矣。立端于始，表正于中，推余于终，而天度毕矣。"

——《素问·六节脏象论》

这段文字解说了天地日月阴阳的运行规律，一年如何产生，与现代天文学的观察基本相同，可以看到古人的科技水平甚高！其中也重点提到人体也有三百六十五节（气穴），与一年三百六十五日对应。

节气的思想是指将一年分成不同的节段，观察天地之气的不同变化规律，从而了解人如何与之相应生活，实际上"节气"

并非只有二十四节气，只是因为二十四节气比较适用于农耕生活而较为广泛推广。这就好像说"性格"，可以分成四型、五型、九型、十六型、二十五型……非常多的分类，但无论是哪一种分类，都是从不同角度去认识性格，并非哪种分类一定最好，而是让我们知道人的确有性格之分。

节气也是一样，无论你身处何地，都一定会受到节气的影响，有些地方四季分明，能够应用二十四节气。亚热带地区冬季较短，但即使是没有明显四季的热带地区，也会有天气较冷较热、较干较湿的区别，这也是节气的影响，也有图5和图6中的阴阳生长收藏规律，只是这个规律的日期和波动幅度会因为你所处的地方而有所不同。

因此，我们需要了解自己生活地区的节气规律，起码需要明白太阳对地球的影响，中医学上就是阳气的生长收藏规律特点。

天人相应的延迟理论

明白了以上"天道"的运行规律，本节进一步介绍"天与地"的互动变化关系。"地道"，就是指地球之道、规律，地球并非独立存在，与太阳、月亮以及整个宇宙都互相影响。

首先从二十四节气的规律来看，在冬至之后还有小寒、大寒，夏至之后还有小暑、大暑，为什么冬至是阳气最低点，之后还会更寒冷？为什么夏至是阳气最高点，之后还会更炎热？这是因为常见的天地规律相应"延迟"的原因。参见图7。

冬至之时，天之阳气收藏到了最低点，天气严寒，大地已

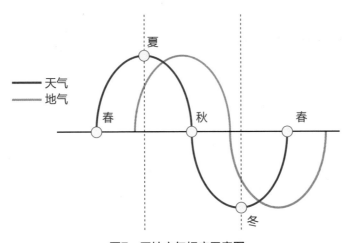

图7　天地之气相应示意图

经吸收从天而来的寒冷能量，过了冬至之后，虽然太阳日照已经逐渐增加，理应逐步暖和，可是大地本身吸收蓄积的寒气仍未消散，大地的寒气释放还需要经过一段时间，因此冬至之后会更加严寒。这就好比冬天严寒刚去，户外出了太阳，有时候待在房子里面感觉比外面更寒冷，就是因为房子吸收的寒气还未完全消散，户外的寒气更容易被太阳驱散。

夏至之时，天之阳气生长达到最高点，天气炎热，大地已经吸收了从天而来的温热能量，夏至之后，虽然太阳日照已经逐步减少，理应逐步变冷，可是大地本身吸收蓄积的温热仍未消散，大地的热气释放还需要经过一段时间，因此夏至之后会更加炎热。这就好比夏季的中午天气炎热，可是下午往往更热，而到了晚上前半夜还感觉炎热难睡，后半夜才凉快起来。

以上就是天与地相应的"延迟"问题，天道不断运行，地球一直受着天的影响而有所延后，因此认识节气规律，需要从天地相应的结果来了解。

在天地之中再加上人，就成为了"天地人"的规律，这就更为复杂了!《黄帝内经》说：

"天覆地载，万物悉备，莫贵于人。
人以天地之气生，四时之法成。"

——《素问·宝命全形论篇》

人是因为承受了天地之气而生，人体也跟四季的法则一致。

人的养生规律，需要考虑天地相应的结果，顺应自然规律以养生。实际上所谓"天人相应"并非只是考虑"天和人"，而是要综合考虑天地人三者。人体跟地道一样，在天人相应的时候也会有延迟的情况，而形成了独特的"人道"规律。比如人体之气同样跟着天之气，也有生长收藏的规律，也跟地道情况相近，人体的生长收藏未必能够紧贴天之道，视身体健康状况而有相应或不相应。其相应者，在《黄帝内经》之中有人体四时之气在人体表里内外的变化理论：

> "是故春，气在经脉；夏，气在孙络；长夏，气在肌肉；秋，气在皮肤；冬，气在骨髓中。"
>
> ——《素问·四时刺逆从论篇》

其中提到"秋，气在皮肤"，即指秋天的气在身体的最浅层；"冬，气在骨髓中"，即指冬天的气在身体的最深层。冬季气进入到最深层容易理解，就好像冬至的规律一样，可是为什么秋季气在皮肤最表层？秋季理应是从夏至之后转入收藏的季节，却没有收藏，这其实就是天地人三者互动的结果。究竟为什么秋季气在皮肤？我们在"为什么要春捂秋冻"一节中讨论。

实际上人体跟天地之气不断互动，不同的生命状态和阶段会有不同的顺应或不顺应，在《黄帝内经》之中记载了多套理论，解释了不同情况的人体之气变化。简单而言，身体较为健康、在上医养生层次之人，身体气血比较容易顺应天地之道；较为不健康、正在生病之人，身体气血就不容易顺应天地之道。能够顺应天地之道生活者较为健康，不能顺应天地之道者则容易生病。

违背四时规律的后果

在《黄帝内经》中，经常提到违背天地四时之道的人，会出现各种疾病，表6中总结了《黄帝内经》中记载的四季如果没有做好该季节的养生，在下一季就容易产生什么疾病。

表6 《黄帝内经》四时疾病理论总结表

篇目	《素问·生气通天论》	《素问·阴阳应象大论》	《灵枢·论疾诊尺》
春→夏	春伤于风，邪气留连，乃为洞泄	春伤于风，夏生飧泄	春伤于风，夏生飧泄肠澼
春→夏	夏伤于暑，秋为痎疟	夏伤于暑，秋必痎疟	夏伤于暑，秋生痎疟
秋→冬	秋伤于湿，上逆而咳，发为痿厥	秋伤于湿，冬生咳嗽	秋伤于湿，冬生咳嗽
冬→春	冬伤于寒，春必温病	冬伤于寒，春必温病	冬伤于寒，春生瘅热

春季如果没有做好养生，如春季受风，到了夏季就容易患泄泻一类的疾病。夏季是肠胃病好发的季节，原来是前一季的养生没做好所致！夏季受到暑热，则秋季会出现疟病，这类病在现代社会比较少见了，通常在贫穷落后的地区还有。秋天如果受了湿气，到了冬季就容易得咳嗽等肺病，甚至会出现身体痿弱和昏仆（如卒中）等病症，的确冬季是容易患咳嗽的季节，原来这跟秋季养生没做好有关！冬季如果受寒，到了春季就容易产生发热的病症，冬春季节也确实是流行性感冒的多发季节。

该季节的养生没做好，实际上影响可以很大，不只是这些病症，以上是举例而言。再者，不只是该季节受该种邪气才会出现该病，例如其他季节已经受风了，到了夏季同样还会容易生病，因此这不但是一个季节的养生问题，而是如何顺应四时特点养生，才会不容易生病。

《黄帝内经》教导我们，疾病出现的时候未必只是当下的原因，例如腹泻、咳嗽、发热感冒等，疾病发生可能是之前的季节没有做好养生，种下了生病的因，时间到了就自然结出生病的果。因此要预防疾病发生，需要把眼光放远一点，检讨自己整个四时的养生方式。

理解了四时规律的基本理论之后，以下开始了解四时养生的上医养生方法。

为什么要春捂秋冻

传统养生有一句谚语，叫作"春捂秋冻"，意思是春天要捂住身体、注意保暖，而秋天要让身体受点冻。春天要多穿衣服，相对容易理解，因为春季乍暖还寒，容易着凉，多穿衣是防病技巧，可是秋天开始转凉了，却要让身体"冻"一点，不是应该注意保暖吗？

有些人理解"秋冻"是指初秋天气还热的时候，避免身体过热，所以不要过早穿太多衣服，这种想法不太符合生活实践，有谁会在天还热时刻意多穿衣服？都是天冷才开始穿。

所谓"秋冻"真的是指入秋天开始凉了，还要少穿一点衣服！这也是上医养生的精神，就像上一章提到洗冷水澡的观点，"常保二分寒"，秋季时要冷一点，跟顺应四时节气有关。有了前面天人相应的理论介绍，到这里我们来尝试回答前面提到的问题，为什么秋季开始收藏反而"秋，气在皮肤"？先看图8。

前文解释了地之气会跟着天之气但有延后，可是当地之气再次释放传回天之中，天地之气互相交合之后，就会产生第三种状态，即二气结合的结果，如图8的虚线表示二者特别影响春秋二季之气，导致秋季之气不能顺着天气而收藏、春季之气不能顺着天气而生长，而且二者相合出现更高的高峰。

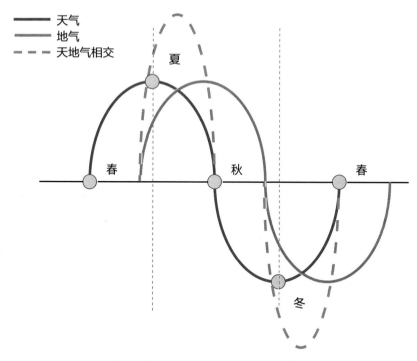

图8　天地之气相交影响春秋二季示意图

　　这就是大自然的复杂性！天地会互相影响。图8只是示意图，实际情况会因每个年份的天地之气的影响，产生不同的变化，高峰的出现或早或迟，或高或低。老子《道德经》中有句名言：

　　"人法地，地法天，天法道，道法自然。"

——《道德经·第二十五章》

　　用以上天地人之气的理论关系来说，从人的角度去看，人身体之气主要受大地之气的影响，地之气又受天之气的影响，天之气则跟着整个"道"，即整个宇宙大规律来运行，"道"就是自然规律。

这天地之气交合的理论，可以帮助我们理解为什么需要"春捂秋冻"？秋季，因为地气的延后，导致夏至甚至立秋之后，地气与天气相交，反而更难收藏，出现了一个新的高峰，人体与自然相应，因此人体之气偏向在皮肤，可是按天道运行的规律，秋季要开始收藏了，这就形成了一个矛盾——秋季理应收藏，可是气还在皮肤外散。

为了顺利转入秋冬的收藏，人体需要帮助皮肤之气"转换方向"，逐步转入体内，因此在养生时，帮助人体"冷一点"，不要穿太多衣服、过分保暖，人体的气血就会转向内收。

秋季要让身体冷一点，不但是为了上医养生的锻炼，更有顺应天地之道的意义！一般人以为秋季开始天冷就要注意保暖，这本身没有错，冷暖是相对而言，秋季让自己"冻一点"不是要让自己躲进冰箱之中，也不是一点温暖都不可！尤其对中医或下医层次的人来说，秋季冷一点就容易生病或更难痊愈。

其实整个秋冬养生都宜保持"三分寒"的原则。我认为是以穿衣服之后，皮肤还能稍微感觉到外在冷感来判断，而不是完全与外界环境隔绝，除了锻炼身体受寒能力，也是为了与外界天地之气交流，不至于将人与天地之气隔绝。

回来说"春捂"的部分，为什么春季要穿暖一点？如果从以上示意图的表述来看，就可以知道春天穿暖一点的目的，并不只是因为春季乍暖还寒，而是因为过了冬至甚至立春之后，天地气交却更为收藏，但是春季理应生长，因此人体就需要刻意让身体热一点，帮助体内收藏之气转向外散。

上医练习1　　秋天少穿衣

1. 过了立秋（每年8月7~8日）之后，天气开始转凉之时，皮肤开始感到有凉意，不用刻意增添衣服，先保持夏季服装，看看是否还能适应，让身体适应凉气。

2. 天气逐步转凉之后，也需要视身体状况增添衣服，以"三分寒"为原则，增添衣服之后，还能感觉到外面的凉意，手脚不冰冷即可。

3. 到了立冬之后，就宜多穿衣服保暖。

夏季让身体热一点

到了夏季养生，中医养生层次会认为夏季要注意避暑、小心在酷热天气爬山避免过热中暑，一般人都会多留在室内，饮食宜吃点寒凉消暑的食物。当然这样的生活方式会让人比较舒服，可是这样的生活方式也有依赖性，夏季是一年四季中最有活力的季节，是户外活动的好时候，处处避开这样的生活，限制生活范围并不会对身体有帮助。

上医养生层次的夏季养生是怎样呢？就是把中医层次的方法倒过来，让自己"热一点"！

《黄帝内经》说："夏三月……无厌于日"，意思就是不要讨厌太阳！夏季炎热，有些地方潮湿，有些地方干旱，大部分人都不太喜欢这样的季节，不喜欢经常被太阳晒到，因此建议首先不要对太阳心生厌恶，正面想法可以是"喜欢跟阳光玩游戏"！

为什么夏季要热一点？夏季是阳气生长到了鼎盛的季节，顺应自然而生活，人体也应当多活动，让气血通畅，顺应天地之气而生。

更深层的意义，从四季更替的角度看，经过了冬季的寒冷，身体内累积了许多寒气、湿气，夏季就是最好的排毒时刻！热一点、多流汗，是排出寒气的好方法。可是如果夏季经常消暑，不让自己流汗，冬季的寒气就会滞留体内，新一年冬季又累积更多寒气，周而复始，这就是为什么有些人会出现长期怕冷、鼻敏感、反复感冒、痛证等许多常见病的原因，跟夏季没有做好上医养生有关。

怎样让自己热一点？多进行运动和户外活动、多晒太阳等，这些都是基本方法，甚至可以去洗桑拿、泡温泉！那是更高强度的训练方式，不是人人能做到的。当然上医养生也要适可而止，凡事过犹不及，晒太阳过多也会伤害皮肤，需要适当保护。除了这些方式之外，以下介绍更简单的生活方法。

上医练习2　　夏季不开空调

1. 夏季少一点在空调环境中生活，让身体热一点，日间容易出汗。出汗之后如果口干、尿黄，宜补充水分。出汗后宜擦汗，多洗澡或更换衣被。

2. 特别建议睡觉时不开空调，因为睡觉时人体正气入内，毛孔疏松，晚上开空调睡觉就容易受寒。

3 晚上不开空调睡觉，酷热天时健康人也容易出汗，这时候的出汗不算盗汗，属于正常的生理反应，是帮助身体排出体内寒气、湿气等邪气毒素。

4. 如果不开空调不容易入睡，可以吹风扇。或者开空调但是温度不宜太低，能入睡就可。

夏季不开空调，除了对身体好之外，还是十分环保的生活方式！当然这里不是要求人人都不可以开空调，如果天气真的炎热难耐，影响生活工作和睡眠，开空调也无可厚非。

或许有人会问："不开空调真的睡不着啊！"这就要视情况而定，如果你生活的环境比较接近自然，开窗、开风扇可保持空气流通，夏季不开空调就是睡不着，这可能算是"失眠"，也可能是因为夏季帮助你驱除体内的寒气，睡觉时容易发热，因此就不容易睡着。这类情况属于中医或下医养生层次，当然消暑可以让你舒服一点，也可以找医师诊治调养。

另一类情况，或为环境所迫必须开空调，比如我虽然不太喜欢开空调，可是每逢夏季人人都开空调，导致周围空气变热，加上开窗睡觉很嘈吵，偶有蚊子叮咬，有时也是被迫要开空调。可是我会设定在比较高的温度，例如室外气温33～35℃，一般官方建议空调温度在25℃左右，而我睡觉时就开28～29℃睡觉，加上开风扇，感觉凉快能入睡即可。这样开"高温"空调，很多时候睡醒还是会发觉自己有汗！而且醒来的时候，发觉房间内的温度比外面还高，因为晚上比较热、清晨比较凉，早上房间内反而比外面热，可是因为我的目的并不是要凉快，而是希望睡觉也可以热一点，珍惜夏季养生机会。

也许有人会觉得，这样做好少见啊！为什么要辛苦自己？如果平常习惯开空调睡觉的人，就会觉得这很辛苦，睡觉出汗感觉麻烦，可是习惯了不开空调的人，就会觉得这样更舒适，睡觉能够出汗，等于免费洗桑拿！不用花钱也不用花额外时间，何乐而不为？都是习惯而已，夏季睡觉出点汗，一开始这样做会感觉黏腻，睡醒觉得烦躁，习惯了会觉得，能够出一身汗也挺好。睡醒去洗澡，一天精神爽利，每天都有个愉快的开始。

夏季注意避寒

夏季除了要热一点之外，还需要注意"避寒"！夏季避寒的观念，一般人都容易忽视，觉得夏季天气热，怎么会容易受寒呢？这有几方面的原因。首先夏季也会有凉的时候，例如晚上、下雨时，再加上现在人们的生活离不开空调，每每出入室外室内，就像经过了夏季与秋季的感觉，一般说季节转换容易生病，更何况这种温度变化可能只是几秒钟，身体较弱者就容易生病。

再者，夏季天热，人容易贪凉饮冷，习惯少穿衣、开空调、吃冰冷食物，因此就容易受寒。

更主要的原因是，夏季避寒跟人体的生理特点有关。夏季天热，人体气血都偏向在体表，这就好比潮水，这边潮涨、那边就潮退，身体虚弱的人就会出现气血不足，脏腑容易受寒。所以夏季是肠胃病的多发季节，因此体弱者夏季需要避免吃寒凉冰冷食物，饮食宜清淡，不宜经常饱食。

夏季比冬季更容易受寒！冬季严寒，人都会多穿衣，相反，夏季就穿得很少。而且生理上的变化是夏季气血外散，皮肤腠理疏松，容易出汗，这时候风寒之气就容易进入人体；相反，冬季皮肤腠理紧闭，不容易出汗，因此风寒相对不容易进入人体。

夏季宜适当添衣、有空调的环境宜穿外套，饮食避免寒凉，是基本中医层次的养生方法。而上医养生层次，除了上一节鼓励热一点之外，饮食上也宜热一点！

上医练习3　　夏季宜喝热饮

1. 夏季天气炎热，很多人会喝冷饮，其实如果为了散热降温，更好的方法是喝暖饮热茶热汤！

2. 一般人觉得喝冷饮更为舒服，主要是入口的感觉舒服，可是冷饮进入身体被吸收，到了肠胃之中还是要被"加热"。如果喝热饮，帮助身体加快出汗，就能够达到周身散热的效果。

3. 运动过后，来杯热饮甚至姜茶，对于身体降温会有帮助。

俗话说："冬吃萝卜夏吃姜，不用医生开药方。"这里提到夏季要吃姜，其实就是上医养生的观念！夏季为什么要吃姜这种辛温的食物，反而不是吃消暑清凉的东西？当然这就是为了顺应夏季升发之气，加上夏季肠胃容易受寒，所以吃姜也是为了帮助肠胃避免受寒。

以上提到喝热茶，不是要喝滚烫的茶，温度都是相对而言的。一般情况下，夏季喝室温水即可，避免喝冷水、吃冰块。其实在过去没有电的时代，夏季没有冰箱，人们都会喝暖饮热饮，那种生活方式比较符合上医养生。

你或许会说："如果夏季喝热饮，会觉得闷热难受！"出现这种情况的原因通常是身体比较虚弱，不容易出汗。如果一个人夏季不容易出汗，身体特征就是容易满脸通红，却出汗不多，那么更适合中医养生或下医养生的阶段，未必适合这种热饮锻炼了。

这类不容易出汗的人比较容易中暑，健康人一般不容易中暑。中暑的原因，关键并不只是天热，而是人体不易出汗散热。如果我们都懂得预防，例如让自己出汗，用湿毛巾帮助散热，适时喝水等，那就不会中暑。因此如果夏季热一点就会难受，往往代表身体排汗功能失调，中医学上跟自身的阴阳气血失调有关。

夏季要热一点和避免受寒，其实是一体两面，这也是顺应"春捂"，春季要保暖，夏季让自己更热，只是夏季就不是用多穿衣服这种方法去热，夏季的热更主要是为了排汗，甚至是各种排出体内液体的途径，包括大小便，甚至是流鼻涕、咳痰等渠道，排出体内邪气。

这也是中医学著名的"冬病夏治"理论，例如"三伏灸"就是以帮助人体扶助阳气、驱除寒气为目的，对哮喘、鼻敏感这些寒邪引起的疾病特别有效，能预防冬季发病。这也属于上医层次的养生方法，实际上夏季多晒晒太阳、运动出汗，也可以达到三伏灸的效果！

跟着四时调整睡眠时间

四季养生的内容，除了寒热调适之外，还包括睡眠作息时间问题。从中医层次的养生角度，一般说一天睡七小时左右就足够，实际上每个人的睡眠时间都不相同，视年龄、体质、病情等有变化，例如婴儿睡眠多，老年人通常少眠，患者宜多睡等。

睡眠养生提倡"子午睡"，就是指子时和午时睡觉，即中午和晚上的11点～1点都要休息。这两个时段就好比一年之中的夏至和冬至，都是阴阳之气转换之时，人体也需要顺应之，故晚上睡觉宜在11点之前就入睡，中午可小睡片刻，就算不睡觉也宜休息，帮助人体之气顺利转换。

再从上医层次的角度看，睡眠还需要顺应自然调节！如何进行？参考《黄帝内经》，四季睡眠的规律总结见表7。

表7 《素问·四气调神大论》睡眠作息规律

季节	睡眠作息
春季	夜卧早起，广步于庭
夏季	夜卧早起，无厌于日
秋季	早卧早起，与鸡俱兴
冬季	早卧晚起，必待日光

入睡的时间，春秋可以晚一点睡，秋冬就要早一点睡，顺应四季的昼夜长短规律。我对于"夜卧"的理解，晚一点睡也不要超过晚上11点。在古代，往往都是日出而作、日入而息，天黑入夜之后就要睡了，故此"早卧"的理解大概是晚上8~9点，夜卧则为晚上10~11点。

表7中特别强调起床时间，春、夏、秋季要"早起"，只有冬季可以"晚起"，这个早晚究竟是多早和多晚？冬季是"必待日光"，意思是冬季可晚一点起床，即等到日出之后才起床，而其余三季则是日出前就要起床了。比如秋季养生要早起——"与鸡俱兴"，鸡啼时就要起床了。秋季天气开始凉了，会希望多睡一会儿，可是《黄帝内经》还是提醒大家仍需要早点起床。

日出日落的时间是几点钟？各地有所不同，比如香港，一般夏季最早日出时间在早上五点半、冬季最晚时间在六点半左右。

这样顺应四季的睡眠方式，对你来说感觉容易还是艰难？通常对于在都市生活的人比较难，住在乡村的人比较容易。

要做到这种跟着太阳作息的自然睡眠方式，对不少都市一族来说是有难度的，为什么？除了因为工作繁忙，夜生活丰富之外，更重要的是城市与大自然隔离了，比较少接触太阳。

露营过的朋友都知道，在帐篷里面睡觉，第二天通常都是日出之前就醒来了，因为在日出之前大概45分钟，就开始出现"曙暮光"，意思即是日出前散射在地球大气层上层的阳光，天空从黑色逐渐转成紫蓝色、橙红色，再到日出金黄色的过程。这些阳光照射到人的皮肤，人就会被唤醒，因此在大自然中生活的人，都会跟着太阳的规律而苏醒。

上医练习4　　跟着太阳起床

1. 习惯留意当地的天文日出日落信息，根据日出时间而调整闹钟，练习春、夏、秋季日出前起床，冬季日出后起床。

2. 春季起床后，宜到公园或户外散步，让身心苏醒；夏季更早起床，起床后可做运动；秋季虽然也是日出前起床，但时间可以稍晚一点；冬季的起床时间最晚，如果遇到阴雨天，让自己多睡一会儿更好。

3. 能做到早起床，关键是需要早睡！可是如果某一天睡晚了，也坚持早起床、不赖床，那样第二天才会习惯早点上床，不然会一直拖延。

4. 习惯这种生活规律后，生物钟适应了，慢慢不用闹钟也可以自然醒来。

都市人生活在水泥丛林之中，房子未必会对着太阳，甚至未必有窗户，有窗户也会挂着窗帘，因此未必能被太阳照射到。因此卧室最好朝向东方，起码要有窗户，对睡眠养生很有帮助。

晚上睡觉最好是在比较黑的环境下进行比较好，如果室外比较亮，拉上窗帘，但是这样第二天就不容易睡醒。现代科技可帮助改善，现在有电子窗帘轨道，可连接手机，预约早上几点自动拉开，不失为一个好方法。

其实跟着太阳起床，对于很多人来说也不算什么难事，这只是自然生活的一部分而已，也算接近中医层次养生的生活方式，只是现代大多数人睡眠不足、习惯晚睡晚起，这样的睡眠方式对他们来说就有很大挑战。

如果说真正上医养生层次的睡眠法则，那就是一年四季都早起床！比如以前的农民，一般早上四点起床做农活，或者不少修行者也是这个时候起床打坐，也有一些大企业总裁也会每天四五点起床，争取多点时间工作，他们被称为"晨型人"，这真是需要持之以恒的事情，往往坚持一段时间后，就会成为自然习惯了。

秋天为什么要防湿

秋季养生，一般人会预防干燥、多点滋润，例如护肤保湿、多吃甘润的食物，可是《黄帝内经》中有一句相反的话："秋伤于湿，冬生咳嗽"，反而提醒秋季要预防被湿邪所伤！这是什么原因？

从四季气候规律看，立秋过后、秋天之初，不少地区依旧炎热潮湿，可是天之气已经开始内收了，故此时需要预防湿气顺势而入。秋季天气干燥，许多人会多喝水、多吃滋润食物，或者用加湿器、润肤乳，"补湿"太多反而可能会导致湿气内生。

更深层次地解释，秋季要防湿，是提醒秋季干燥，并不是真的水不够所致！秋季为什么会干燥？表面上是因为大气之中的水分降低了，所以皮肤就干燥，可是大自然为什么会少了湿气？这是因为天气开始转凉，天之气开始内收，这时候阳气就不足了，所以自然之中的水分就无法通过阳气的帮助而"气化"，化成湿气。因此，秋季的干燥是因为水都藏到地下，天之水气就少了！

人体亦然，体内的水也是一样，在秋季阳气开始收藏的时候，人体顺应之，因此体内的水就收藏在人体下部，较少气化上升到人体上部，因此人体上部皮肤、嘴唇、口咽等处，就容易干燥，这时候并非因为人体水分真的不够，而是因为天气冷、阴气收藏了，水就藏在体内。

因此，秋季干燥的时候，如果只是补水，是治标不治本，是属于中医层次的养生观点，如果补水太多，反而会造成冬季容易患咳嗽等寒湿疾病。那需要怎样做？别着急，还有一个更复杂的理论，如前文介绍"春捂秋冻"的时候，提到秋季因为天地之气相交，导致夏秋之间会形成一个高峰，因此秋季时人的正气偏浮在皮肤，故此秋季容易上火；再加上外面的天气开始冷了，就形成了体内偏热、外面偏冷的情况，容易导致正邪交争而出现感冒等问题。听起来是不是很复杂？

秋季养生是不容易的，需要仔细观察身体状况，尤其是如果出现上火或者感冒生病者，先考虑中医或下医养生，就诊治病，补充水分、服用甘凉滋润的食物。

如果秋季没有生病，只是出现皮肤干燥、容易口干等问题，那表示体内的火热之气不算重，这时候可以考虑治本，从上医养生的层次考虑，那就是怎样帮助体内的阳气升发，祛除体内寒气，从而帮助水湿气化，滋润身体的上部及外部。

秋天需要收藏，可是又要帮助阳气升发，这是不是很矛盾？是的，看似矛盾，实际上这是动态平衡的问题。秋季总体需要收藏了，需要"秋冻"，可是太冷又不行，秋季的养生特点是"收"，还不是"藏"，因此秋季还是可以让自己的阳气动起来，不至于一下子快速内收使身体不适应。

怎样帮助秋季阳气适量升发？首先，秋季要适宜运动，阳气就能动起来，让自己微微出汗，自然能够将水分带到皮肤，从而解除干燥问题。可以少量吃辛温食物。

吃辛味的食物，可以通行气血，帮助津液流通，皮肤腠理从而得到滋润。选择辛味的食物，例如吃姜、喝姜茶，或者其他辛辣食物等，具体分量因人而异，看自己吃了之后是否感觉更加口干。在秋季口干的时候，喝姜茶看似会让人更加口干？可实际情况是，吃姜能帮助驱除寒气，水就流通了，因此就解决了口干问题，不少人秋季喜欢喝姜茶，就是这个道理。

如果秋季习惯了滋润太过，身体内的湿气增加，到了冬季再受寒，就很容易导致咳嗽以及各种寒湿疾病，例如水肿、痛证等。因此秋季的上医养生要防湿，除了真正解决干燥问题之外，更重要的是预防长远的身体问题。

上医练习5 | **秋季观察身体**

1. 秋季养生要防湿，不代表秋季就不能喝水！喝水的时候要观察自己的身体状况，不宜大量喝，要少量喝、一口一口地喝，看能否解渴。若不能解渴，可考虑喝姜茶，看看口干的情况是否缓解。

2. 什么情况下，秋季不宜吃姜、吃辛辣食物？第一，可以少量喝姜茶试试看，如果有不适，口干加重，应停止。第二，如果身体有明显上火症状，例如咽喉肿痛、口疮、牙龈肿胀，甚至是失眠、便秘，那就要慎重了，最好先就诊调养，解决上火问题后再行上医养生。

冬季容易上火

冬季养生，一般中医层次养生的观点，认为冬季天寒地冻，适宜温补身体，多吃温热性食物、多吃补品，这样养生当然舒服，却非治本之道。

上医养生层次，如前文说夏季养生要热一点、避免受寒，那么冬季的养生亦然，要冷一点、避免过热！

冬季为什么会过热、容易上火？有三方面的常见生活成因。

1. **饮食积滞** 冬季天寒地冻，人们总是希望通过各种方式取暖，其中饮食饱暖让人舒服，例如喜欢吃火锅、吃辛辣浓味、吃肉类油腻等食物，即"肥甘厚味"，本身容易导致积热；加上冬季有多个佳节，饮宴较多，容易导致饮食过饱，积滞在腹中容易化热，过饱又容易伤肠胃。

一年之中的冬季，有如一天之中的晚上，常言"晚上吃得少"是养生之道，晚上、冬季也是肠胃消化力比较虚弱的时候，饮食量适宜减少。冬季养生也是一样，可是往往到了冬季人们却饮食过多，反其道而行。

2. **过于补益** 许多人认为秋冬宜进补，这是从病情而言的，由于身体虚弱之人，到了秋冬就容易凸显出来，因此才需要补益，如果无病之人，秋冬按照正常饮食就可以了。可是，当秋冬全民都在进补，那就容易产热了！就好像吃火锅的时候，使用各种温补药材做锅底，或者经常喝滋补汤水，这些也容易导致身体积热。

中医学观点认为过犹不及，并非一味补益就是好事，身体不虚的时候补益太过，也会导致疾病。就算是补益也要视体质和病情而选择补益方法，如果没有经过医师处方，或者不懂医理，实在不宜"将药当饭吃"。

3．缺少运动 冬季适宜减少运动、多休息，避免出汗太多。可是，不少人走向了反面，冬季就完全不运动了！那样也不正确。动与静是两方面，是人每天都需要做的事情，只是比例上，春夏活动较多，秋冬静养较多。冬季如果太少运动，身体气血不通，也是导致体内热气不能散开的原因。

如果秋冬怕冷，主要原因正是缺少运动！想想看，如果我们在冬季早上醒来觉得冷，通常我们会怎样做？穿衣服，喝点热饮，甚至开暖气。自然界的动物们，早上醒来觉得冷，会去活动一下，在太阳底下取暖。人类也是动物，只要我们重拾这些本能，自然能够更加强壮。

除了以上三个生活成因之外，从天地之气的理论之中还有更深层的解释。冬季天地之气也收藏，而人体的阳气偏向在体内，因此体表会相对偏冷和怕冷，但实际上体内是偏热的。这就好像人感冒发热，通常在晚上容易加重，就是因为晚上阳气入内，跟邪气抗争而出现发热。因此在一年四季之中，冬季是最容易在体内积热的季节。

那么冬季的上医养生，该怎样做？有一句谚语："冬吃萝卜、夏吃姜。"冬季宜吃萝卜，一般认为白萝卜偏凉，冬季的时候吃能够顺应人体收藏之气，也能帮助体内清热。

上医练习6　冬季多吃水果

1. 冬季的饮食养生，为了避免容易上火，因此不宜经常吃温补性的食物，例如肉类、煎炸油腻、辛辣等食物。

2. 为了帮助消除体内的热气，更宜多吃水果。当然水果不都是寒凉的，水果也有寒热之分。多吃水果之意，是因为吃水果一般不会煮熟加热，冬季吃水果即使室温吃也偏冷，因此可以避免经常吃热食、熟食的积热问题，再者水果水分多，也有助身体排毒。

3. 一般夏季是水果当季的季节，冬季水果品种较少，其实冬季也有当季的水果，如橙子、橘子、梨、苹果、枣等，而且现代交通便利，冬季也能吃到其他地方的水果，因此提醒冬季多吃水果有益。

还有另外一句谚语："晚上吃生姜，犹如吃砒霜。"砒霜有剧毒，用这个比喻提醒，生姜一般不宜晚上服用。对于这句话的理解，首先如果生病了适合吃姜，当然晚上还是可以吃的，这句话的原意是提醒没病养生，晚上就不宜经常吃姜，因为晚上是收藏的时候，姜的辛温会使人体之气升发，违背了四季规律。从四季养生层次来看，晚上好比四季中的冬季，那么冬季也不宜经常没病吃生姜了！其他辛温、温补的食物亦然，因为这会阻碍冬季的收藏，其后春季或来年就容易生病了。

那么冬季多吃水果，是否会导致体内积水太多，出现如秋季的湿气问题？当然凡事过犹不及，这里说"多吃"水果，需要因人而异，这方面不妨参考第五章讨论了"食生"的问题，会让你有更全面的认识。

从季节理论而言，一般秋季人皮肤口唇容易干燥，到了冬季反而不那么干燥了！为什么？这是因为秋季人体气浮，容易上火，可是到了冬季，人体的阳气偏向沉入体内，体内阳气增加反而帮助水液流通，这也可以理解为身体适应了自然的变化，因此冬季反而不容易有秋季的湿气太过问题，冬季吃滋润的水果比秋季容易接纳。

秋冬洗冷水澡更强壮

一般中医养生层次认为冬季宜多穿点衣服、注意避寒，而上医养生则主张要让身体"冷一点""常保三分寒"。这种上医养生层次的观念前文已经提到，洗冷水澡可以帮助人不怕冷，这是因为冷水澡可以增强刺激，锻炼人体阳气提升和流通，让身体暖起来，是对身体的一种训练挑战。当然，冬季洗冷水澡对许多人来说并不容易，以下方法比较容易入门，叫作"冷热水交替浴"。

上医练习7　冷热水交替浴

1. 洗澡的时候，一般先清洁完身体，再做冷热水交替淋浴。

2. 具体做法是：洗完澡之后，先用冷水淋浴约5秒，然后改用热水淋浴，如此来回几次。

3. 一般第一次用冷水淋浴，会感觉很辛苦，全身缩起来，可是当再用热水、再用冷水的时候，身体就会比较适应，做到第三四次时，就开始有爽快的感觉了。

4. 经过几天练习之后，身体开始习惯，就可以尝试增加每次的时间，例如冷热水各淋浴10秒、15秒、20秒等，时间长短看自己身体反应而定，无须不断增加，可以保持在某个时长。

5. 特别提醒，每次"收工"淋浴结束时，最后一次淋水，宜用冷水淋遍全身。因为如果用热水淋浴，毛孔就会扩张，冬季离开浴室时会容易受寒；相反用冷水淋最后一次，毛孔就会收紧，不容易受寒。

　　冷热水交替浴比较容易入门，是难度较低的做法，这个原理就好像许多人去泡温泉做"三温暖"，在冷热的温泉中来回浸泡，目的是促进血液循环。冷热水交替时有人会觉得，就好像将烧红了的铁块再放进冰水里那样？当然不是！事实上洗冷水的时候辛苦，洗热水的时候一般是舒服的，冬季洗冷水澡可以不用太冷的水，将温度调到不热先行尝试也可。

　　曾经听一位中医同道分享，小时候爸爸给他洗澡，就是用这种冷热水交替的方法，小时候觉得爸爸在虐待自己，可是他从小就很少感冒，正是因为爸爸对他的训练！也有一位约六十岁的女性朋友分享，进行了这种冷热水交替浴之后，感觉很精神，冬季变得没那么怕冷了，这个方法其实不难进行。

　　冬季为什么要让身体冷一点？如果从夏季要热一点的原理来看，因为夏季出汗可以帮助驱除秋冬所积累的寒气，那么冬季要冷一点也是一样，因为春夏季积累了热气，到了冬季，就要好好让身体冷一点，帮助驱除积热。可是，现代人春夏积热相对少了，因为大部分现代人的生活工作都在室内，而且都在空调环境中，除非是夏季在户外工作的人，他们才容易有积热的体质。所以现在说冬季要冷一点，主要目的还是强身健体。

更进一步的冬季养生，可以真正用冷水洗澡！单纯洗冷水澡比冷热水交替浴难度更高，如果平常没有用冷水洗澡的习惯，那就要多些准备。

上医练习8　洗冷水澡

1. 开始练习洗冷水澡，通常建议在夏季开始实践，夏季的水不太冷，因此夏季先适应，到秋冬的时候，随着天气逐渐转冷，看看自己是否可以一直随着水温改变，适应冬季的水温。

2. 洗冷水澡并非慢慢享受，而是要节奏快速，一边洗澡一边活动身体，进入浴室之后，几分钟就要洗完，因此洗澡宜简单，使用省水的小孔莲蓬头，擦肥皂的时候只用少量水做湿润，用较为清爽的肥皂而不用过润的沐浴乳，可减少用水清洗的时间。也可参考下一章建议的清水洗澡方式。

3. 洗完澡以后，宜尽快擦干身体，穿衣保暖休息。

4. 洗冷水澡宜在身体比较健康强壮时进行，需要量力而为。如果感觉冷得难受，也可以选择用不太热的水洗澡；如果生病了，应暂停锻炼，待身体康复再尝试。

挑战洗冷水澡，没有人强迫你一定要天天这样做！尤其是生病了就要暂停，洗热水澡可以加快疗愈；健康时也可偶尔洗热水澡让自己舒服一点，视自己身体状况做选择。

我曾经有几年在南京和北京生活，都是下雪的冬季，当时也是洗冷水澡！反而感觉不怕冷。洗冷水澡和洗热水澡的差别：洗完冷水澡之后，身体不觉得冷；而洗完热水澡之后，会觉得寒风刺骨，穿衣离开浴室时还是冷，因此冬季往往不愿意离开热水，总是希望洗久一点，这就是毛孔是打开还是闭合的区别。而且洗冷水澡之后身体经过锻炼挑战，阳气提升，身体反而不怕冷。

洗冷水澡有许多其他好处。不少女性都知道，洗脸最好用冷水，因为用热水会导致皮肤毛孔变粗，用冷水则会使皮肤紧致。用热水洗澡也是导致皮肤干燥的主因之一，比如冬季长时间洗热水澡，油分会被洗掉，容易出现脱皮，洗冷水澡就不会那么干燥了。习惯了洗冷水澡，人生会感觉更加自由！因为就算到了条件相对艰苦的地方生活，即使没有热水，也可以好好洗澡清洁。

冬季是一年四季之中最适宜收藏休养的时节，因此冬季的上医养生宜偏少，宜少运动、多休息，较多实行中医养生层次技巧，让自己舒服一点为宜。虽然本节推荐洗冷水澡，实际上洗冷水澡只需几分钟，而这种锻炼也可以随时调整，相对容易入门。冬季宜收藏，是提醒应当是一年四季之中多休息、多睡觉的季节，可是这不代表冬季就无须锻炼身体，因此适量实践上医养生，可以帮助冬天过得更舒适，不易生病。

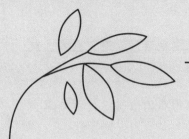

第四章

生活作息

——行住坐卧篇

本章介绍行住坐卧的基本动作，

以及每天与生活起居息息相关的养生事项。

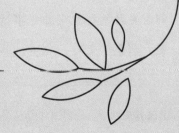

中医层次：如何护理照顾身体，让皮肤清洁、避免生病、肌肉骨骼不酸痛。

上医层次：如何让身体减少对外在物品的依赖，过更简单、更自然自在的生活。

上一章介绍了上医养生中四季养生的特点，本章进入一天的养生。《黄帝内经》说：

"黄帝曰：愿闻四时之气。

岐伯曰：春生夏长，秋收冬藏，是气之常也，人亦应之。以一日分为四时，朝则为春，日中为夏，日入为秋，夜半为冬。"

——《灵枢·顺气一日分为四时》

一天之中可以分为四个时段，早上就好比春季，正午好比夏季，黄昏好比秋季，半夜好比冬季，一天亦如一年的生长收藏变化。因此明白了一年四季的养生规律之后，就更容易明白一天的生活特点。

一年四季的养生方式如何在一天之中应用，其实道理是一致的，例如早上要暖一点，中午要热一点，下午要避免湿气、晚上让自己凉一点避免过热等，是基本的生活注意事项，大家可以参考上文举一反三。本章将重点讲述一天之中的生活作息，每天都需要做的行住坐卧等事情，如何进行上医养生？包括洗澡、洗发、刷牙、走路、跑步、站姿、睡床、呼吸等。

清洁要注意不伤身

清洁身体是每天都要进行的事，身体洁净让人感觉舒服，主要属于中医养生层次，也有上医养生的预防生病的考量。由于现代生活的方便，一般人洗澡、洗发，除了用肥皂，还会用沐浴液、洗发水、护发素等，有非常多的品牌可以选择。可是有没有想过，过分清洁是否会对身体不利？

例如有不少科学家认为，小孩子容易过敏，如皮肤过敏、食物过敏等，跟生活环境太干净有关！小孩子的先天本能，就是经常到处触摸东西，甚至放进嘴巴尝试，这个过程也是接触不同病原体，帮助身体适应环境，提升免疫能力。如果环境太干净了，身体就缺少这种锻炼，身体只要接触一点脏东西，就会变得敏感起来。这从上医养生的角度看，接纳一点"不干净"，也是一种适应性锻炼！

当然这里不是否定人需要注意清洁，只是我们通常"太干净"了！例如一个人很少亲近大自然，当第一次去郊外时就会觉得被蚊虫叮咬难受，觉得环境很多泥土不舒服，其实，这些都是正常的田野生活，对于农民来说根本习以为常，不觉得辛苦。

在每天洗澡、洗发的时候，不少人会用沐浴液、洗发水等，虽然感觉舒服，可是长期使用可能导致许多身体问题！当中主要是人工合成的化学洗剂，因为其作用太强，清洁太过，把皮肤上的油分都洗掉了，这就是不少人秋冬皮肤干燥的成因。

人工合成的化学洗剂通常含有表面活性剂，其中的化学成分会从皮肤毛孔进入体内，对身体造成伤害，日积月累就会造成各种疾病。除了沐浴液、洗发液之外，还包括牙膏、洗洁精、洗衣粉、洗衣液等。

这些清洁剂的确清洁力强，可是也会带来一系列问题。清洁力过强并非好事，破坏了皮肤表层，就好像打开大门一样，让外来病原体容易进入体内；杀掉有害菌的同时也杀掉了有益菌，导致皮肤表面菌群失衡，病原体更容易入侵人体。

所谓"干净"对每一个人的定义都不一样，有些人的干净是要一尘不染，有些人认为是一点细菌病毒也没有，也有人家中十分脏乱也觉得干净，其实这都是相对而言。如果一个人从小都生活在一个"无菌"的环境之中，他就很难适应现实环境，无法外出与人接触。所以清洁也是过犹不及的。

上医练习9　　清水洗澡

1. 洗澡只用清水，宜用微暖或者室温水，不宜用热水，否则会导致皮肤干燥、毛孔粗大。

2. 刚开始使用清水洗澡会不习惯，感觉皮肤比较油腻不清爽，这很正常。因为过去身体经常用清洁剂洗澡会过分干燥，不用之后身体就会过量排出油脂，需要一段时间适应。

3. 如果当天接触了油腻或者其他脏东西，需要清洁，可选用天然油脂制作的肥皂清洁。

4. 一开始用清水洗澡不习惯，可以在身体个别容易脏的部位，选用天然肥皂清洁，例如腋下、足部等。当身体习惯之后，可以全身都使用清水清洁。

5. 改用清水洗澡，一般在秋冬开始比较容易接受，因为身体较少出汗，油脂分泌较少。

我从大学时代开始，已经停止使用化学洗剂洗澡，洗澡也只是用肥皂，到后来更逐渐改为只用清水洗澡，身体也没有不适感。小时候一到冬天总是皮肤干燥皲裂，需要每天洗澡后用润肤乳，后来使用清水洗澡，冬季几乎不用润肤乳了！因为人体自然分泌的油脂是最好的润肤油。

只用清水洗澡，除了对身体有帮助之外，还可以省水！因为只需要淋浴一次，也十分省时，一般洗澡只需要两三分钟便完事了。夏季汗多的日子，一天洗澡两三次也不觉得麻烦。

只用清水洗澡，对很多人来说觉得"不可思议"！其实这只是回归天然、回归传统的洗澡方法，在过去没有清洁剂的年代，大部分人洗澡都只用清水。

一般人日常生活其实没那么不干净，无须用清洁剂洗澡。如果担心接触了脏东西，例如到了医院，怀疑接触了病原体，用肥皂清洁是合理的做法。

健康人身体不会有臭气，如果只用清水洗澡就感觉身体有异味，那就代表体内有问题，应从生活、饮食等方面来改善。如果只是用有香气的清洁剂洗掉身体的气味，那是治标不治本，没有解决根本问题，掩盖了身体的不良状况，还可能延误病情。

除了洗澡，洗脸也可以只用清水，对皮肤更好！一些人觉得脸部皮肤需要深层清洁，其实脸上长痘、油脂分泌过多，都跟太过清洁有关，有不少爱美人士改用清水洗脸之后，皮肤问题逐渐改善。当然，清水洗脸未必能解决所有问题，脸部皮肤反映五脏六腑的状况，体内有问题也会呈现在脸部，需要从根本上解决。

清水洗发更健康

除了不用合成洗剂洗澡，也不用合成洗剂洗发！有不少研究显示，洗发水含表面活性剂，具有刺激性，容易掉发，因此脱发患者要注意洗发水的选择。此外，头皮油腻，容易脱发、生头屑、发质干燥、分叉易断等，其实也跟洗发太干净有关！每天用洗发水洗发，导致头皮太过干燥，就容易出现头皮屑，发质也会受损。但是因为皮肤有智慧，有些人头皮干燥就会启动"救援机制"，头皮分泌更多油分出来补充，因此头皮反而变得油腻，结果就是"润燥失衡"。

什么才是健康的发质？通常看洗发水广告，都会觉得头发飘逸，其实健康的发质就像人体体格一样，强壮者肌肉健壮，头发也一样，气血旺盛者发质粗糙偏硬且乌黑，而气血虚弱者头发幼细偏软且不够黑。如此看来，如果头发飘逸能够被风轻易吹起来的，是发质脆弱的特征！亦跟洗发太过伤害头皮和发质有关。

如何减少头皮出油过多、掉发、生头屑？方法很简单，就是只用清水洗发！这其实是外国已经流行多年的护发方式，称为免洗发水护发潮流，大家可以尝试下。

上医练习10　清水洗发

1. 洗发只用清水，宜用室温水或微暖水，不宜用热水，洗发时按摩头皮。一般较为容易在秋冬开始进行。

2. 用清水洗发一开始会不习惯，感觉头发总是油腻腻的，这很正常，需要一段时间适应，身体会逐渐调整。

3. 清水洗发之后，由于头发比较油润，洗发后一般无须使用护发素。

4. 如果感觉头发油腻难受，可以隔一段时间使用天然肥皂，或者用热水洗发，也可以帮助去除油分。

头发没有过度清洗时，身体每天会正常排出油脂，可是由于过去清洁太过，因此油脂一开始会分泌太过，这时候称为"排油期"，皮肤需要一段时间适应，时间长短因人而异，通常需要几个月时间甚至一年。当排油期过去了，皮肤的油脂分泌就会恢复平衡。提醒一点，油脂恢复平衡之后，用清水洗发时或许会感觉像有油在手上没洗干净的感觉，这是正常的，过去是洗澡之后再用润肤乳润手，现在只是洗澡时直接用人体油脂润肤而已。

我自己的体验，也是多年前开始只用天然肥皂洗发，已经感觉比用合成洗剂洗发还舒服，不需要用护发素。后来再改用清水洗发多年，记得一开始用清水洗发的时候，那种油腻感真的颇为难受，擦干头发的毛巾，因为吸了不少油，隔一段时间就有气味，需要用肥皂清洗才行。可是过了大概半年，这种油腻的情况就消除了，而且连多年来的头皮屑、头皮痒问题也解决了！

对不少人来说，尤其是长发一族，会觉得清水洗发洗不干净。实际上已有许多长发人士，为了发质健康改用清水洗发，后来换来了美美秀发！这只是习惯而已，用清水洗发比较难过的是"排油期"，只要熬过去，就会感觉清爽自在。

用清水洗发，也不是一点肥皂都不可以用！有时候觉得不干净还是可以用，尤其是感觉太过油腻的时候用一下也无妨，只是不宜天天使用，否则会导致头发太过干燥了。

如果改用清水洗发半年到一年之后，头皮和发质的问题依然持续，那就代表体内有问题，需要先治疗，宜从生活作息、饮食上调整，而不是只从表面去解决问题。

除了洗澡、洗发之外，顺带一说，大小便之后的清洁，也宜用清水清洗。一般人在大小便之后用卫生纸清洁，可是用卫生纸擦拭之后，总会有粪便细菌残留。不少国家地区的厕所没有卫生纸，而是安装了一个冲洗喷头，让人可以用水清洁，用清水清洁比用卫生纸更干净！清洗时，会直接用手指协助清洁，洗完之后要用肥皂洗手。如果洗手间没有冲洗喷头，可以准备一个塑料瓶装水自助清洁，十分方便。

二便后用清水清洁，可以让身体更干净，减少痔疮，避免尿道和阴道疾患，还可以节省不少卫生纸！或许有些人觉得，用手去清洁尿便感觉不干净，其实有不少研究指出，每天触碰的手机、键盘，因为不经常清洁，有时含菌量比马桶坐垫还要高！同样道理，干净很多时候是一种感觉，只要习惯了，就会觉得这没什么了。

一定要刷牙吗

一般人每天早晚刷牙，形成了习惯，认为刷牙可以预防蛀牙和口腔的各种疾患。可是你有没有想过，为什么大自然的动物不用刷牙，却甚少蛀牙？大自然的动物所吃的食物，都有尘土且未经煮熟，吃这样"脏"的食物，为什么少有口腔问题？

古人也甚少刷牙，想想看过去没有牙刷的年代，大部分人都不会天天刷牙，一般口腔的护理就是漱口，或者用牙签清洁，听说有些部落地区会用树枝"刷牙"，但也不是每天都做的。

与洗澡洗发的情况类似，现在一般人刷牙大多选用含有表面活性剂的牙膏，其中含有各种化学成分如氟化物，或者防冻剂、起泡剂等，简单而言，标签上如果有一些成分是一般人看不懂的，就需要慎重考虑，因为这些化学物质长期残留可能会影响健康，未必如想象中的安全。用这样的牙膏刷牙，也是因为刷牙太干净，导致口腔的益菌也被杀死，当口腔的益菌与坏菌失衡，反而增加了患蛀牙和口腔疾病的机会！因此口腔的护理，也不宜"太干净"，完全无菌，经常用化学合成的牙膏刷牙或者用抗菌的漱口水，可能弄巧成拙，得不偿失。

这里不是反对人刷牙，而是提醒你要慎重选用牙膏。不少牙科的研究显示，只用清水刷牙和用牙膏刷牙，经过实验对比后，效果其实没什么差别，这其实一般牙科医师都知道，只是大部分民众都是以口腔感觉为判断，觉得用牙膏刷牙之后感觉比较清爽干净、口气清新，因此觉得用牙膏刷牙比较干净，用清水刷牙不够干净。这也是习惯了"太干净"的感觉，反而正常的口腔感觉就不喜欢了。

从中医学看，口腔的疾患并不只是口腔局部问题，而是跟整个五脏六腑有关，尤其跟肠胃消化道关系最密切，试想从口腔到食道、胃、十二指肠、大肠，一直到肛门，整条管道都是相通的，口腔问题跟整个消化道的状态有关，因此遇到口腔疾患，需要从整体去考量。

回到第一个问题，为什么动物不需要刷牙？这涉及人与动物的饮食方式不同，最主要的差异在于人类会吃谷类以及含人工添加剂的食物。蛀牙基本上是一种"文明病"，与现代文明饮食有关，许多人认为主要是与多吃糖果有关，的确多吃糖会引起蛀牙，但不只是糖类，谷类为主的各种碳水化合物食物，例如面条、米饭、面包、蛋糕、饼干等，也是导致蛀牙的主要原因。

以传统观念来看，谷类比较黏滞，一般人知道糯米较黏，实际上各种谷类都有黏性，因此能够制成面条、面包，煮好的白米饭可以揉成一团，这也是黏性的特征，蔬菜水果就少有此特性。我曾经有朋友做过一项实验，将一碗煮熟的燕麦，放上一段时间等水分自然干了，然后将整团燕麦粘在墙壁上，后来这团燕麦一个月都没有掉下来！可想而知其黏性有多强。真的不要轻看谷类的黏性，比如有科学家研究中国的万里长城后发现，它之所以能千年不倒，就是因为古代建筑工人在沙土之中混合了糯米汤，后来形成了一种超强的黏合剂。

谷类食物的黏性强，因此饮食时容易粘在牙齿牙缝间，加上各种人工添加剂、调味料，形成细菌繁殖的温床。因此现代文明的饮食习惯，是导致口腔疾患的主要原因，如果要预防，饮食宜多吃粗粮，即"完整"的食物，例如多吃糙米饭，少吃白米饭；多吃天然食物，少吃加工食品，这样牙齿更健康。如果现代人没有改变饮食习惯，刷牙还是一种必需的方式，帮助去除牙齿上的黏着物。

上医练习11　清水刷牙

1. 每天早上起床刷牙，只用清水刷牙。

2. 由于无须用牙膏，不用过水，刷牙时间快，可以更仔细和轻柔地刷每一颗牙齿。刷牙过程反复用清水漱口。

3. 刷牙之后，感受口腔和牙齿的感觉。如果当天身体状态不好，或许口中就容易有口苦、口酸、口气等情况。没有使用牙膏刷牙，就可以直接观察身体肠胃的状态，不会被牙膏气味所掩盖。

我多年来习惯早上只用清水刷牙，有时候早上起来感觉干净也直接不刷牙。晚上刷牙会用天然无化学添加剂的牙膏。亲身感觉用牙膏刷牙，跟用清水刷牙感受差别也不大，可是为什么还会用牙膏？个人而言还是会有担心，虽然理性上相信清水已经足够，但是因为多年来被牙膏广告渲染，如果不用牙膏会担心蛀

牙，用了可以令人安心，也算是一种安慰剂效应吧！在中医学上恐惧会伤肾，肾主骨，肾虚容易患牙病，故此让自己安心更为重要。而且饮食习惯也离不开吃谷类食物，因此感觉还是需要晚上用天然牙膏，但是早上起床没有吃新的食物，实在没有必要那么干净，破坏口腔的菌群平衡。个人体会，减少了用牙膏刷牙之后，这些年蛀牙减少，也减少了牙龈出血、牙齿酸痛的问题。

　　除了刷牙之外，增加唾液分泌，也是一种保护口腔牙齿的方法！这就是古代提倡的口腔养生，做"叩齿""咽津"等。就是多用牙齿上下叩合，用舌头在口腔内搅动，增加唾液分泌。在吃饭过程中，仔细咀嚼，即使喝饮料也先咀嚼一番，也能帮助增加唾液分泌。

戴眼镜是一种依赖吗

患近视需要戴眼镜的情况日益普遍，而且有年轻化趋势，许多年轻人在小学、中学已经需要戴眼镜。戴眼镜看似能够解决近视问题，戴上眼镜视野立即变得清晰，可是你有没有想过，戴眼镜或许才是导致近视加深的原因？

眼镜本身只是一个工具，可是工具使用不当，也会导致依赖。例如一个人卒中半身不遂，需要用助行器和拐杖搀扶走路，可是如果这个人一直使用拐杖不愿意放下，他的腿脚就会因为缺少训练而拖延康复进度。戴眼镜也是一样，如果没有根治造成近视的原因，只是戴眼镜就是治标不治本，近视只会日益加深。

近视可以分为假性近视和真性近视。当人要近距离阅读和工作，睫状肌就会收紧，晶状体增厚，帮助人看清楚近的事物，可是如果长期近距离阅读，就会出现睫状肌痉挛，就是类似抽筋的状况无法放松，这就是"假性近视"。如果假性近视时间持续没有改善，导致眼轴变长，眼睛出现了结构性改变，这时候就形成了"真性近视"，就比较难复原了。

因此要预防近视眼，重点是在假性近视期间去预防，让睫状体放松，即每当看东西久了，眼睛开始疲累、模糊、干涩的时候，就应当让眼睛休息，做一些眼部运动，就好像腿抽筋了，就适度拉筋和活动放松一下肌肉一样，眼睛也需要做这样的运动放松。如果在假性近视期间，没有休息和运动，戴上眼镜好像看清晰了，可是睫状体的痉挛还在持续，这就好像腿抽筋的时候吃点止痛药继续走路跑步，那样可能会导致肌肉受伤，难以复原，因此戴眼镜反而会让近视日益加重。

上医练习12　眼睛对焦训练

1. 在眼睛不适的时候，让眼睛轮流看远和近的景物。

2. 先看远处，如果能够看大自然的景物为佳，例如山林、大海、天空，放松看着，也需要对焦看清楚远的景物。如果没有自然环境，找窗外最远的景物亦可。

3. 然后看近处，例如看自己的手掌手指，仔细看身体皮肤的纹理，也可以看身边的景物。

4. 如此反复训练，时间可长可短，如果没有不适，可尝试快速对焦，例如看5秒远景、再看5秒近景、再看5秒远景、再看5秒近景，如此多次。

眼睛对焦训练是基本的眼球运动，类似的眼球操有许多种练习方式，大家可参考相关图书和视频练习。其中的原理类似肌肉伸展，需要松紧二者协调，通过一松一紧，帮助肌肉从痉挛逐渐放松下来。眼睛也是一样，看远景比较放松，看近景比较紧张，因此通过二者轮流替换，就好像给睫状体按摩，帮助松弛。

除了做以上训练，帮助放松眼睛之外，也必须要注意"治本"，什么是近视的原因？基本的解释是因为看近的东西多，那就是看手机、看电视、看书，现代人为什么近视增多了，而且有年轻化的趋势，跟年轻人使用电子产品增多有关。

我从小至今都没有戴眼镜，这方面归功于我父亲。在我小时候严厉提醒，如果我看书、看电视太近，就会敲我的头说："不要离那么近！"小时候觉得父亲很凶，现在明白他是为我好。小时候也经常到户外玩耍，喜欢看远的景物，对保护眼睛有莫大帮助。

我们想更深层次探讨，为什么小孩子容易患近视？凡是生病都会有心灵层次的成因。例如小孩子沉迷于电子产品的世界之中，就是因为现实世界不好玩、不开心，那就要让自己埋头在另一个世界之中，让自己脱离现实，这是因为现在的孩子从小就要面对繁重的学习、考试，未必能够选择自己喜欢的生活，这可能是导致近视的根本原因。《黄帝内经》的观点认为"肝开窍于目"，眼睛跟肝肾气血密切相关。如果一个人经常愤怒、惊慌、恐惧，就容易伤肝肾。

要预防视力问题，需要从根本入手，戴眼镜只是一种辅助，可以帮助短暂恢复视力。比如有人做激光矫正手术之后，视力立刻改善了，可是如果生活原因没改善，问题还会再次出现。特别在眼睛不适的时候，放下手上的学习、工作，让自己看远景、做对焦训练，甚至抽身去大自然，直面内心的情绪，帮助自己"看到未来"的幸福，这些也是维持好视力的要诀。

走路宜穿平底鞋

行住坐卧，我们开始说走路。人每天走路大多会穿上鞋子，有没有想过，大自然的动物都不穿鞋子，为什么人需要？我们会觉得穿鞋子能够保护双脚，因为现代城市的环境容易伤脚。可是不要忘记，大自然并不都是平坦的路，人在大自然赤脚恐怕也难以生活，而且动物来到城市生活，也不用穿鞋。显然，穿鞋主要是文化需要，因为人类"文明发展"，人人都习惯了穿鞋，因此脚部变得娇嫩，反而不习惯赤脚走路了。

我没有打算呼吁所有人都要改回赤脚走路，的确赤脚可以算是上医养生的观念延伸，只是这与现代文明相差太远，如果有人赤脚乘公交车、在大商场内走路，你也会觉得他是一个怪人。可是，赤脚走路确实有不少好处，可以"接地气"，帮助把人体内的病气排出体外，帮助人体恢复阴阳平衡。现代科学研究也证实，赤脚走在天然的地面上如泥地、草地、沙滩等，即使是水泥地、红砖地也行，可以释放出身体多余的电，帮助人体恢复平衡。失衡是导致慢性炎症、癌症与其他多种疾病的原因。

就算我们无法全天都赤脚走路，也可以多在家赤脚，或者在公园草地或沙滩赤脚走路，这对双脚乃至全身皆有帮助。

现在人们都习惯穿鞋，你会怎么挑选鞋子？会挑一双舒适的、有软垫甚至气垫的鞋子吗？有没有想过，穿有保护垫的鞋子，反而是导致脚部疾患的原因！有些人患有足跟痛、扁平足、足部筋膜炎甚至膝痛、腰背痛，竟然都跟穿上有保护垫的鞋子有关？！说起来有趣，鞋子本身是为了保护我们的双脚，为什么反而会造成伤害？

鞋子本身是无罪的，它只是一个工具，可以起保护作用。我们并不反对人在脚部不适时穿具有保护性的鞋子或垫上鞋垫，让自己舒服一点，可是这算是中医养生层次的观念，如果要脚部得到长久健康，就需要脱离对保护型鞋子的依赖。

为什么穿保护型鞋子，反而会造成伤害？原因在于步姿。容易患上脚部的疼痛疾患，主要原因是脚部着地的用力方式不当，导致脚跟部经常用力"撞击"地面（见图9），因此脚部经常受到过大压力，导致脚部筋骨受伤，而这些过度的力量甚至可能顺着骨骼传到膝部、髋部、腰背脊椎，导致出现各种关节肌肉疼痛。

怎样的步姿比较正确？或许我们都忘记了如何走路。不少人因为习惯了鞋子的保护，会迈步跨步走，然后以脚跟着地，用这样的方式走路，是导致脚跟痛的

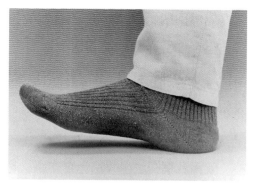

图9　脚跟先着地的走路方式

主要原因！想想看，如果人像动物一样赤脚没有穿鞋，那能否用这样的步姿去走路？当然不能！这样脚跟很快就受伤了。因此正确的步姿，需要先从赤脚走路的方法来观察。

上医练习13　走路步姿

1. 走路时以整个脚掌一起着地，最好是以前脚掌先着地、很快整个脚部一起着地（实际上整个脚掌几乎同时着地）。前脚掌的位置即是踮脚时脚跟提起，只用前脚掌和脚趾着地的位置（见图10）。

2. 走路的时候，身体腰背的重心先前移，让自己好像有一点点向前跌仆的感觉，脚就顺势踏出去不让身体真的跌倒，如此左右脚交替步行。走路并非用脚向后推使身体向前，而是身体自然向前，脚帮助我们不跌倒，这样走路自然比较省力。

3. 走路时身体保持灵活，脚趾、踝关节、膝盖等关节保有弹性，落地宜轻。

4. 因为走路并非脚跟先着地，因此未能"大跨步式"走路，步幅会相对偏小，走路节奏感觉较快。

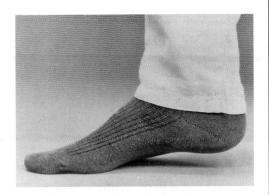

图10　前脚掌先着地的走路方式
（注意，很快脚跟、整个脚掌也一起着地）

　　以前脚掌先着地的走路方式，可以帮助人将身体的重量卸去，将力量分散给身体不同地方，而非只是脚跟承受压力。这就好像一个身体灵活的人，如果从高处跳下地面，假如身体能够翻筋斗或者向前滚动，身体的损伤就会降低，如果高处跳下只是直接双脚着地站着，那么身体就会直接承受巨大压力而受伤。

因为习惯了穿鞋，我们就忘记了人体本来的"步法"，其实自然的步姿就是最好的"缓冲器"，让我们将走路的压力散开。如果容易出现肌肉筋骨紧痛的问题，就要重新检视是否因为步姿不当所致。

如果是慢步走路，因为着地压力不大，只要整个脚掌一起着地就行，并不只是脚跟着地。如果是快步走路，以前脚掌先着地的步姿会更为灵活舒适。特别提醒，前脚掌先着地，也需要脚跟快速跟随着地，如果只是用前脚掌着地而脚跟不着地，那么就变成前脚掌用力太过，就像穿高跟鞋一样也容易受伤。

我曾经有一段时间出现脚跟痛、脚底痛的毛病，起初我努力找寻更具保护性的鞋垫和鞋子，改穿这类鞋子是感觉舒缓了些，可是一旦没有穿这些鞋子仍会痛。明白到是步姿的问题，于是尝试改变步姿，后来改穿平底鞋之后，反而就没出现脚跟痛了！过去我也不太明白，因为我从小喜欢运动，喜欢穿有气垫的运动鞋，看到许多女性也会穿薄的平底鞋，就会想为什么这样穿不容易造成不适？后来才发觉，原来穿平底鞋才是王道！

为什么穿平底鞋反而更好？我现在穿鞋，大多穿很便宜的平底鞋，鞋底都是比较薄而硬的，一般人会觉得这样没有保护，容易得脚部疾患。恰恰相反，因为穿了具有保护性的鞋子，我们就忘记了要注意步姿，而且因为这类鞋子通常脚跟部相对较厚，就算脚掌放平走路，也是脚跟部位较为受力。如果改穿平底鞋，步姿就一定要改变了，那样才会减少脚部受力不均的问题，于是就从根本上避免了脚部疾患。

穿平底鞋虽然较好，但不代表其他具有保护性的鞋子都得丢掉！如果现在患有脚部疼痛，当然是先采取保护措施，以中医层次养生为佳；如果疼痛较少出现，就宜跳出舒适区努力改变步姿；如果没有改变步姿，只是改穿平底鞋，脚部疾患只会日益加重，这时候责怪鞋子伤害你的脚，那也只是推卸责任。当步姿改变之后，其实穿什么鞋子就不是最主要的问题了。

赤脚跑人生更自由

　　除了走路宜穿平底鞋，跑步亦然！甚至，"赤脚跑"已经成为新热潮，可以说是一种回归自然的跑步方式。当然，对很多人来说，赤脚跑是件不可思议的事情，觉得赤脚很容易受伤。不要忘记，许多非洲的跑步选手从小都是赤脚跑，而且曾经有不少跑手赤脚跑获得了奥运冠军，甚至创下世界纪录。

上医练习14	赤脚跑步姿势

1. 赤脚跑的步姿，以前脚掌先着地，几乎同时整个脚掌一起着地。注意不是用脚趾尖着地，而是前脚掌为主，也不要用脚跟先着地。

2. 动作如赤脚原地跳的感觉，不要蹬地（脚往后踢磨地面），而是腿往上抬（见图11）。

3. 身体中央腰背的重心先移动。而不是脚先动，如向前扑倒的感觉，然后脚跟上向前走。

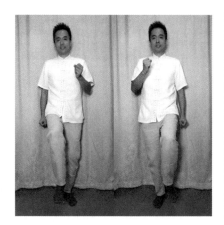

图11　赤脚跑练习原地跳的感觉，腿往上抬

4. 步幅较小，大约平常穿鞋跑步的一步步幅就要跑两步。

5. 一开始练习赤脚跑，时间宜短。因为所使用的腿部肌肉不同，无论有无跑步经验，刚开始练习宜先从几分钟开始，第二天没有不适，再逐渐增加时间，避免肌肉拉伤。

想象一只猴子原地跳动的样子，身体除了脚部和腿部，全身灵活保持弹性。也不妨自己试试看，赤脚在家中原地快步走或跳动，自然会感觉到这种跑步的方式，必然是以前脚掌着地，而不可能用脚跟着地。然后加上身体重心往前倾，就可以自然不费力地往前跑了。这也是为什么赤脚跑可以赢得马拉松比赛冠军，因为这种跑步方法比较省力自然。

练习赤脚跑有个常见疑问，为什么赤脚脚底不会受伤？许多赤脚跑的练习者也会在各种地面上跑步，例如城市的柏油路、水泥路，甚至在山路跑步，依然可以如履平地。赤脚跑不受伤的原因有几点：第一，平常习惯穿鞋跑步，脚部皮肤较为娇嫩，赤脚走路会不适应，需要一段时间脚部皮肤就会增厚适应。第二，习惯穿鞋跑步，通常不习惯看地面有什么东西，而赤脚跑步的人通常都会观察清楚前方路面情况，不会让自己踩到东西。第三，最重要的一点，穿鞋子的跑步方式让我们习惯用力蹬地，就是通过脚往后踢磨地面，带动身体向前，可是以这种蹬地的方式来赤脚跑的话，如果踩到锐利的东西，就会导致脚底受伤，事实上脚底是很敏锐的（不然试试看抓痒自己的脚底），如果不蹬地，只是上下提脚的步姿，当脚碰到尖硬东西时，脚就会自然反射抬起，身体跳开，因此就能避免受伤。

我也曾经练习过赤脚跑，一开始不习惯，也担心脚底会受伤。但只要不心急，一开始慢慢跑，就会发觉脚底逐步适应，也感觉到身体与大地紧密贴近，对自己身体的整体感觉也会更加敏锐。练习多了，就会感到"自由的喜悦"！因为发现，过去无论到哪里都要穿鞋子，现在竟然可以不穿鞋，来去自如，更可以跑步！好像脱离了鞋了的束缚，原来人不穿鞋也可以行动，那么如果有一天鞋坏了，或者遇到什么天灾人祸，也不用担心没鞋子的问题，生活变得更简单自在。

一开始学习赤脚跑，不妨在较为舒适的地面上，例如室内平地，或草地、田径跑道等，让脚部先熟悉适应。也不一定一开始就赤脚，可以穿"五趾鞋"，或者薄底的鞋子，或比较优质的白布鞋也可以，因为赤脚跑的重点并不是穿鞋与否，而是跑步的步姿是否正确。

根据我练习的经验，特别提醒大家起初不要练习太过。记得我前几次练习赤脚跑的时候，因为感觉挺舒服的，就按照平常跑步那样，一开始就跑了半小时，当时觉得很爽，可是第二天肌肉就酸痛了好几天！这是因为所用的肌肉不同，赤脚跑会特别多用小腿后部的肌肉，因此容易拉伤。记得要循序渐进，虽然这是很自然的跑步方法，可是我们之前习惯了不自然的跑步姿势，太快就容易受伤。

要学习赤脚跑，还需要更多技巧，并不只是看了以上几点介绍就可以开始。如果想要练习，不妨找有经验的教练或参与课程。也可以参考相关图书，网上也有不少视频示范步法技巧。

除了赤脚跑之外，这里也顺带一提，配合"超慢跑"的运动概念，二者将会相得益彰！"超慢跑"是现在流行的跑步理论，提倡的是一种"有氧运动"的正确观念。

上医练习15　超慢跑

1. 跑步时可以一边唱歌、聊天说话，同时不气喘。

2. 跑步速度较慢，但是并非快步走，而是要有弹跳和向前跑的动作，步幅小不用大跨步的动作。

3. 跑步同时看着风景，甚至在家中一边看电视一边跑步亦可。

超慢跑，提倡真正的有氧运动是"不缺氧"！如果跑步时候气喘，那就是"缺氧"了，反而不能达到燃烧热量、消脂减肥的作用，从中医学上看也会导致气血不通。因此真正的有氧运动需要不气喘，所以跑步的时候还能正常说话或唱歌，那就表示没有气喘了。

如果要达到更佳效果，每次跑步30～40分钟为佳，当然如果本身没有跑步习惯，或者身体虚弱者，或如上述建议刚开始练习赤脚跑，可以缩短时间，例如先跑5～10分钟，身体适应之后再逐渐增加时间。

超慢跑的重点并非速度，一开始超慢是不错的，可是当身体经过训练逐渐适应之后，就可以逐渐加快速度，甚至后来变成快跑后也能够不气喘！

你懂得站立吗

你懂得站立吗？站就站吧，还需要学吗？人从小到大，首先从四脚爬，逐步学会站起来，然后走路，这就说明站立走路是需要学习的。其实正确的站立姿势很简单，可是当人身体虚弱了，或者习惯了错误姿势，就难以纠正过来。

如果一个人经常腰酸背痛，颈肩疲劳紧张、疼痛，觉得呼吸不畅、胸闷，或许跟站姿不当有关！广东话俗称"寒背"的毛病，就是指上背部向前弯曲，双手向前向内收，头颈部前倾的体姿（见图12）。许多人站立的时候，都有不同程度的寒背问题，久而久之就会导致上述毛病，甚至到老年之后出现驼背。

寒背的成因有许多，可以是因为身体疲劳，经常背负重物，例如背很重的书包；也跟思想性格有关，例如没自信，不愿意挺起胸膛做人，或者一个人经常心急，总是急着向前走，赶快完成事情，希望让别人快点明白自己等。当一个人改变了站立姿势，

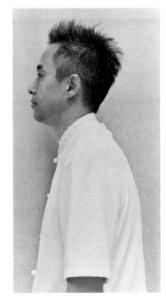

图12　寒背姿势

不但可以消除身体的肌肉不适，更可以帮助人改变性格心情！有许多益处。

上医练习16　站立姿势

1. 双脚分开，与肩同宽站立，站立时候挺起胸膛（见图13），尽力将上半身头颈部和背部的脊椎往上延伸，头往上方顶着的感觉，挺直之后身体再稍微放松，使肌肉不至于绷紧，保持弹性。

2. 双肩、上臂向后，向背部中央内收。想象在两个肩胛骨之间有一根棍子（见图14），夹在脊椎中央的感觉，这时感觉胸部向前突出，也可稍微放松，让肌肉不至于绷紧。

3. 保持这样的姿势站立走路，有时候寒背了，提醒自己注意姿势，逐步形成习惯。

4. 除了以上站姿外，也可前后脚站立，以"一虚一实"的方式，一脚为重心、另一脚放松向前放，同时依然保持挺胸（见图15）。

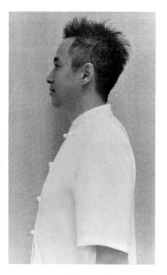

图13　挺胸

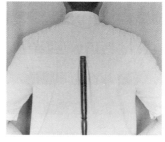

图14　背部中央夹着棍子

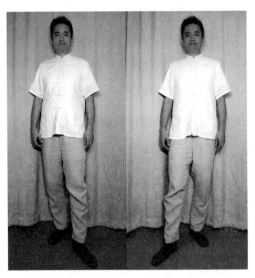

图15 "一虚一实"前后脚站立

　　这样的站姿，看起来精神奕奕、充满自信，可是有些人不习惯这样的站姿，因为这样可能太显眼了！因为许多人对自己的身材不够自信，或者不想让自己这么突出，于是就寒背让自己卷缩起来。

　　所谓"寒背"的意思，我认为就好像冬天寒冷的时候，让自己卷缩起来，用双手交叉抱着身体的样子，这也是一种自我保护的心态，不让别人进入自己的空间。胸部之中藏着"心"，因为中医学的心是"藏神"的地方，寒背的姿势背后隐含着不想别人进入自己的心，怕别人看清楚自己。相反，如果一个人挺胸抬头，也表示他光明磊落不怕被人看见，不怕自己的心被人看清，这也是有自信心的具体体现。

我因为从小个子高大，中小学列队的时候都是站在全班最后，与一班人站在一起总是比较突出。但我也习惯寒背，初时以为是想跟比我矮的朋友接近一点，后来发现更主要的原因是怕自己太突出，与别人有差异，希望可以融入大家。真是想太多了！因为就算跟其他人不一样，也可以融入人群，以为跟别人一样会安全一点，就不太愿意做自己。后来我特意训练站姿一段时间，时刻提醒自己挺起胸膛，一开始会不习惯，觉得自己好像很做作，后来观察其他人，发觉很多人都是这样站立，尤其是那些觉得自己比较帅的人都这样，为什么自己不可以呢？逐渐形成习惯，感觉自信也提升了。所谓"相由心生"，身体的姿势动作跟情绪性格有密切关系。

坐姿也跟站姿一样，理想的坐姿应该是挺直腰背、不靠着椅背，或者就算靠着椅背也不要寒背（图16、图17）。当然，要挺直站坐，一开始会不习惯，觉得很累，不过这好比是一种运动训练，类似"站桩"的功法，只要练习多了，身体就会变得更加强壮。

现代人坐椅子，其实并非最适合人体结构的坐姿，有一种蹲坐姿势更符合人体结构，就是双脚稍微分开，蹲下的时候脚掌、脚跟要贴地，腰背稍微挺直而前弯保持平衡，双手手肘可以放在膝盖上支持或悬空。这种坐姿需要一定的灵活性，身体娇小的人较容易做到。

这种蹲坐姿势其实就如使用蹲式马桶的蹲下动作！现在已经有不少人明白，蹲下来排便对身体更佳，很多时候用坐式马桶才

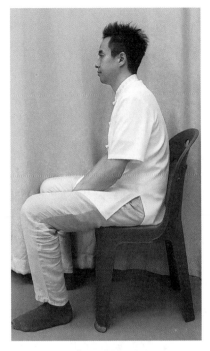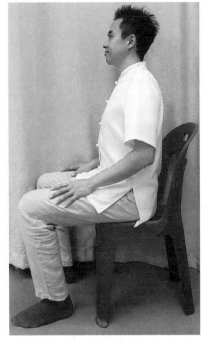

图16　寒背坐姿　　　　　　　　图17　正确坐姿

是导致排便不畅、便秘的原因，蹲下排便会更有气力、更顺畅。平常多点蹲坐，对身体多个关节都有益，训练全身关节的灵活性，尤其是髋关节、膝关节、踝关节，也可以训练腰背和腿部的力量，对全身也有好处。

当然，现代大部分地方都有配备座椅，这样蹲坐反而觉得你没文化、觉得你是个怪人，会吸引歧视的目光。我没有打算呼吁所有人都要蹲坐，而是鼓励大家应该多做这种动作，例如深蹲、蹲墙功，偶尔蹲下然后站起来，或者蹲下然后起跳，这样对锻炼身体很有帮助。

睡觉宜睡硬床

到了行住坐卧的"卧"，即是睡眠养生的部分，一般人睡觉希望"高床软枕"，床铺距离地面要高，那样就不用吸地气（如寒湿气），枕头和床垫宜软。当然这样的睡眠生活主要是中医层次的考虑，觉得这样比较舒服，但上医层次则截然相反！

例如睡床的高低，现在不少国家地区的人还是习惯睡在地上，例如日本、韩国等地，还有许多国家地区也可能因为会觉得他们是缺乏物质资源，但其实也不一定，觉得睡在地上更舒服也选择睡在地上！

睡在地上舒服的原因，一方面地板比较硬（这部分稍后解说），另一方面睡在地上能够"接地气"，如前面介绍赤脚的好处一样，可以帮助身体排出病气或多余的电，睡在高床上就没有这个效果。大家或许会有疑问，睡在地板上到底会导致寒气湿气伤身，还是会对身体有帮助？这当然因人而异，要看身体是否虚弱，尤其是你所居住的地方，地板是否真的特别寒冷潮湿。如果地板并不湿冷，睡在地上其实有许多好处，例如有些国家地区会在地板下面加热，下雪地区的房子有地暖，或者某些传统房子地板或石砖床下可以烧炭，那样冬季就有暖暖的床铺入睡，更为舒适。

其实能否睡在地面上，很多地方也有限制，例如我在香港生活，地方寸土寸金，通常需要睡在"高床"上，床下方便收纳东西。我认为能否接地并非最重要的选择，更重要的是床宜硬。

许多人追求舒适生活，会挑选优质的床垫，想感觉那种躺下去被包围着的舒服感。不同床垫有不同的要求，例如弹簧床垫，可以让整个脊椎保持挺直，同时也有适当弧度，让身体感觉均匀承托。可是有些人习惯了睡家中优质的床垫，每当出外旅行的时候，睡陌生床垫就会睡不好。

想想看，在大自然之中人应该睡在哪里？当然也是席地而睡，就睡在地上，地面总是偏硬的。所以不少国家地区的人还是睡在地板上，这其实只是回归自然的睡眠方式而已。当然现代人也不需要让自己睡得这么辛苦，例如日本、韩国人即使睡在地上，也会在下面铺垫子。例如现在挑选床垫，也可选择相对偏硬的舒适床垫。

我从小就喜欢睡硬床垫，后来因为工作赚钱了，买的第一张厚床垫，是一张比较豪华舒适的弹簧床垫，上面也加厚了，初时睡上去感觉很舒适，可是睡久了，总感觉腰酸背痛，早上不愿起床，就是因为太舒适了，反而造成依赖。再者因为这床垫比较昂贵，因此好多年不愿意丢弃，直到后来搬家了，需要买新床垫，才决意要买偏硬的床垫，到了店铺去挑选的时候，直接问最硬的床垫是哪一种。刚开始睡的时候很不习惯，觉得为什么胸部这么挺起来？可是慢慢发现这样呼吸很顺畅，于是就买了，后来也睡得很不错！

上医练习17　挑选床垫

1. 宜挑选偏硬的床垫，让身体躺卧上去，不会因为某个部位较重而凹下去，例如背部、臀部会凹陷。

2. 躺卧在床上时，感觉胸部会凸起，有挺起胸膛的感觉。腰部会有一点儿悬空，没有紧贴着床垫，腿部如膝后腘窝亦然。

3. 根据自己的喜好选择床垫的质材，一般透气要好。也要根据生活所在地区选择偏凉快或者容易保暖的材质。

　　大家也会有一些疑问，睡硬床胸部会挺起来，那不是很辛苦吗？其实这就像上节所说的站姿一样，正确的站姿本身就是要挺胸！那么睡眠其实也一样，只是大部分人不习惯挺胸的感觉，在睡觉时这样平卧，其实还只是被动帮助身体挺直，根本无须用力。这样睡觉，呼吸会比较顺畅，可以帮助缓解一些人的打鼾和呼吸不畅等问题。

　　另外，睡硬床时，腰部会悬空，没有贴着床垫。如果本身腰椎有毛病，容易腰酸背痛，腰部通常需要额外承托，一般建议用毛巾垫在腰部会舒服一点。可是这是指生病的人，腰部需要特别护理，而这里提倡上医养生法，是针对正常人。适宜减少护理，让腰部在睡觉时悬空，算是一种适度的锻炼。实际上，侧睡时腰椎也一定会悬空，我们也没有觉得这是问题，其实平卧时腰椎悬空也没什么太大问题，相反经常垫着腰部，腰部肌肉就会变得软弱，反而容易腰背酸痛。

如果平常不习惯睡硬床，一开始尝试，当然会感觉身体肌肉紧绷不适应，这只是因为身体的肌肉缺少这样的锻炼，不习惯而已，就像上述穿平底鞋走路一样，只要多训练，身体就会适应。想想这个世界有非常多的人睡地板，也能照样健康生活，你就会知道这只是适应的问题了。

顺带说说枕头，挑选枕头其实真是门高深的学问，我也曾为了挑选适合的枕头而花了不少时间。这方面的信息很多，只要上网搜寻就可看到，这里想提一下，其实不用枕头睡觉，头部直接躺卧在床上，也是一种对颈部有益的睡法。头部平卧在床上，与背脊高度一致，可以帮助颈椎恢复正常弧度，也让气道通畅。

可是大家可能会问，如果不用枕头，颈部没有承托，不会觉得辛苦吗？的确，如果颈椎有问题、颈肩酸痛的人士，适宜挑选具有承托力的枕头，会感觉比较舒适，因此我并不鼓励所有人都不用枕头。可是用枕头也只是治标不治本，这样只是让颈部肌肉舒服，但没有锻炼颈肩部肌肉力量，还是会反复出现毛病。而且人睡觉会经常转侧，其实很难有一个枕头可以刚好承托颈部的后部和侧面，颈部转侧时依然会时高时低，始终会有不适感。

本书提倡上医养生观念，主要是给平常没有颈肩不适的人的建议，可以尝试不用枕头睡觉，侧卧时头就靠在手臂上睡，睡觉时对颈部有适当的锻炼，能够预防颈肩疾患。实际上有不少人不用枕头睡觉，也可以睡得十分舒适，他们反而会被用枕头的人提醒："不用枕头睡觉对颈椎不好！"其实是体弱者不理解健康人的生活方式！

当然，不用枕头睡觉，并非每一个人都能习惯，我自己也用枕头，这里并非提倡所有人都不用枕头，而是选择枕头时，可以选择薄一点的，或者只要简单用毛巾折叠起来做枕头，可以更灵活地调整枕头的高度。

一个人如果能够习惯睡在地板上，甚至不用枕头也能睡得好，那样的人生就会更加自由了！到任何地方生活旅行，都可以得到充分休息。

正确呼吸补五脏

　　行住坐卧篇的最后，我们来谈谈呼吸。呼吸是生命的根本，只要活着，就需要呼吸。可是大部分人没有学习过如何正确呼吸，的确人与生俱来本身就懂得正确的呼吸方法，可是形成坏习惯之后，反而忘记原来的呼吸要怎么做。

　　人体的呼吸有两种，一种是胸式呼吸，另一种是腹式呼吸。胸式呼吸主要是胸部肋骨扩张、向上向外，从而吸气进内，反之胸部内收则呼气；腹式呼吸亦然，在腹部鼓起扩张的时候吸气，腹部内收扁下去的时候呼气。

　　不管是哪种呼吸，首先都要注意，需要用鼻子呼吸，不用口呼吸。用口呼吸只在特殊情况下进行，例如游泳，或者鼻塞的时候，日常用鼻子呼吸可以帮助过滤空气，也可以闻到香臭，用口呼吸就无此功能。再者，习惯用口呼吸的人，嘴巴就会经常张开，下巴内收，会影响脸形和面容。

　　正常的呼吸应该是胸式和腹式呼吸同时进行，但以腹式呼吸为主、胸式呼吸为辅。可是现代人往往相反，主要侧重胸式呼吸而少用腹式呼吸。呼吸不足，百病生！腹式呼吸为什么这么重要？看一段经典的记载：

"人吸者随阴入，呼者因阳出""呼出心与肺，吸入肾与肝，呼吸之间，脾受谷味也，其脉在中。浮者阳也，沉者阴也，故曰阴阳也。"

——《难经》

呼吸有阴阳，吸入属阴，呼出属阳，这就是人体之气的升降出入之本。更详细些，呼出是通过身体上部的心肺，当气吸入的时候，就可以吸入到人体下腹部的肝肾，在呼吸之间的停顿，气就会停留在中央的脾胃。

中医学经典理论认为，人体五脏高低位置，在上有心肺，中央为脾胃，在下是肝肾。注意中医学的五脏跟西医的脏器并不相同，前者是气血之五脏，是无形的，是五个收藏气的地方，而后者则是指有形解剖学上的器官。

有些人会问："为什么做腹式呼吸，气可以进入到下腹部?"首先要指出，因为中医学中呼吸的"气"并不只是空气，而是指天地之气，可以理解为物理学上的"能量"，气随着呼吸直接进入人体脏腑。即使从西医理论上看，人吸入的氧气从肺进入血液循环至全身，只需要20秒左右的时间，也有记载需要40~50秒（实际上要根据身材、心率等多种因素决定），即呼吸不到1分钟，血液就可以流遍全身! 只要多进行深呼吸，就可以补益全身，不只是补肺。

从中医学上看，为什么有些人容易腰酸背痛，容易患腿部疾病，主要跟呼吸不够深入有关，如果气血能够进入下腹部，就可以帮助补益五脏。

上医练习18　腹式呼吸

1. 刚开始练习腹式呼吸，建议先平卧练习。平卧在床上或地上，慢慢呼吸，一般用鼻子呼吸，除非鼻塞，改用口呼吸。

2. 吸气时腹部鼓起，呼气时腹部内收；呼吸之间可稍做停顿，不用刻意闭气。

3. 一般腹式呼吸比较重视呼气，呼气时稍微用力将腹部内收，将气呼出，之后腹部就会自然吸气胀起，吸气就无须用力。

4. 当习惯了平卧练习，就可以坐起来练习，感觉腹部是否也可自如起伏。如果坐起来练习也习惯了，就可以站起来练习，甚至一边走路、跑步一边练习，逐步形成习惯。

5. 一开始练习可能会觉得呼吸浅促，不够深入，呼吸节奏较快，持续练习后就会逐步增强呼吸的深度和拉长呼吸节律，也感觉比较自然。

　　为什么要平卧练习？因为当人放松的时候，可以比较自然地进行腹式呼吸。人睡着的时候通常腹部会自然起伏，婴儿孩童会更加明显，可是当人长大了，站立时容易紧张，腹部肌肉绷紧，就忘记了这种呼吸。所以比较放松的人，就容易做腹式呼吸，紧张的人则不容易做。另一方面，做腹式呼吸可以帮助人放松，也可以解决紧张的问题，因此腹式呼吸也是一种情志养生法，这部分在最后一章讨论。

　　我以前在大学当老师，刚开始当老师容易有咽喉干痒、沙哑的问题，后来学习了发声技巧，用丹田发声，其实也就是需要配合腹式呼吸，后来就会比较"有底气"，不容易口干沙哑了。腹式呼吸也可以帮助温暖身体，试想当呼吸较为深入之后，氧气能够进入全身，那也是一种"有氧运动"呢！可以帮助身体燃烧能量，所以不少人做腹式呼吸之后，也解决了身体怕冷、手脚冰凉的问题。

腹式呼吸只是呼吸训练之中最基本的技巧，例如印度修炼瑜伽功时，会教导许多不同的呼吸方法，也有不同的目的和效果。实际上练习腹式呼吸，只是回到人类的"原厂设定"而已，每个人都懂得，只是要恢复本能，往往需要一段时间的训练，才能习惯成自然。

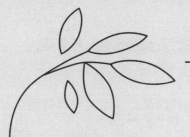

第五章

饮食养生
——基本饮食篇

本章介绍基本的饮食养生理论，

怎样提升脾胃消化吸收功能，

以及各种食物种类的特点。

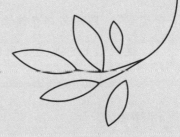

中医层次：如何通过饮食照顾身体，多吃精细柔和的食物，让肠胃恢复正常，避免生病，促进康复。

上医层次：如何让身体减少对食物的依赖，多吃天然粗糙的食物，锻炼消化能力，吃得简单又自在。

饮食养生属于"地"的养生，因为食物都是从大地而来，又可以进入人体，供养身体需要。一般中医层次的饮食养生内容着重食疗，就是如何通过食物辅助疗愈疾病，例如食物寒热虚实的属性、食物配搭、烹调方法、禁忌等问题。也有不少饮食养生的内容属于下医层次，在食物之中添加中药材，这样已经算是药疗了！在《黄帝内经》有一段话说：

> "大毒治病，十去其六；常毒治病，十去其七；小毒治病，十去其八；无毒治病，十去其九。谷肉果菜，食养尽之，无使过之，伤其正也。"
>
> ——《素问·五常政大论篇》

这段文字中提到几种"毒"治病，毒的意思是指"偏性"，就是以药物偏性去纠正身体的偏颇，从而治病，例如寒药治疗热病、热药治寒病等。因此中药治病，实际上都是"以毒攻毒"！当然这个毒并非毒蛇咬伤的中毒，而是指偏性，因此可以说"凡药皆毒"，即凡药都有偏性。

这段话的意思是，用偏性强大的药去治病，十分病情减轻了六分就要停药了；用一般药性的药去治病，十分减轻七分就要停止；偏性弱小的药治病，十分去了八分就要停止；就算是毒性很轻的药治病，十分去了九分也要停药。那么剩下的那一分怎么办？就是通过饮食，通过谷肉果菜等食物去补养，帮助身体恢复，通过自身正气抗邪，从而避免药物偏颇太过而伤害身体的正气。

由此可以得出结论：药物和食物是两回事，药物特性偏颇，食物特性平和。因此食疗的概念本身就不是药疗，食疗就是希望避开药物的偏性，以平和的食物帮助身体恢复。有些人会说"药食同源"，在食物之中增加药物去帮助提升疗效，其实这是误解了药食同源的含义，"同源"本身是指药物和食物都是来自天地，都具有一些特性，可是当人认清了它们的特性之后，就将之分开成为药物和食物，最后就变成两类东西，不可混为一谈。

现代有"食物药物化"和"药物食物化"的常见现象。所谓"食物药物化"，是指将食物的特性，以类似药物那样去区分寒热虚实，实际上食物本身是比较平和的，无须再细分，可是由于某些食物长期食用也会影响身体健康，因此有人尝试深究食物的属性，例如说西瓜、甘蔗、绿豆、苦瓜等食物寒性比较大，但其实这跟中药上的大寒药物，例如黄连、石膏、生地、大黄等，二者虽然同为"大寒"，实际上两类概念相差甚远。食物药物化的用意是好的，但还是别将食物等同于药物看待为好。

至于"药物食物化"，则是一种"以妄为常"的社会现象！是指将药物添加进食物之中，例如有些地区经常"煲汤水"，习惯加入人参、当归、鳖甲、冬虫夏草……显然这些都是药物，不应该被滥用，平常习惯吃药，身体就会适应，到了身体真虚弱时，就没药可用了。根据我的经验，在大城市治病，往往没有农村效果好，城市人饮食过补是主要原因。此外，有一些比较平和之物，例如黄芪、党参、怀山药、枸杞子、芡实、薏苡仁、莲子……这些看似是平常的食物，其实传统上也是药物，只是现代人扩展食物范围，于是就把药物变成食物了。

在中医学的观念看，没有虚弱就不需要补益，凡事过犹不及，如果没病经常习惯补益，就会造成依赖，反而会使身体变弱。这就是为什么需要提倡上医养生层次的饮食养生，当中医养生层次的食疗持续做下去，也会出现问题。本章侧重介绍上医养生的饮食养生观念，希望帮助大家通过饮食获得健康。

经常吃粥未必健康

食疗养生有一大范畴是"粥疗养生"，就是吃粥可以养生，除了说吃白米粥比较健康，对肠胃好之外，也有不同煮粥方法，将米粥煮成米浆样，或者在米粥中加入各种食材和药物，帮助补养身体，加快吸收。

的确，吃粥是生病时养生的好方法，例如在《伤寒论》之中，就提到生病感冒宜吃热稀粥帮助出汗。粥比较容易消化，吃下去感觉舒服，属于中医养生层次的饮食方式。

可是如果长期吃粥，不但不会帮助肠胃变强，反而会令肠胃更弱！传统中医学鼓励饮食养生，宜多吃粗粮，例如吃米饭宜吃糙米饭，白米饭已经是精加工过的食物，将糙米的外壳和胚芽去掉，白米吃起来没那么粗糙，但也流失了不少养分。想想看，如果一个人说："不喜欢吃糙米饭，糙米饭吃后难消化、胃不舒服。"这样正代表他的肠胃比较弱！如果一个人说："不太喜欢吃白米饭，喜欢吃粥，吃粥比较舒服……"那就代表这个人的肠胃已经很亏虚了！

既然粗粮不容易消化，为什么传统养生还是鼓励人吃粗粮？正是因为粗粮难消化，对肠胃来说是一种锻炼，如果人的肠胃经常受到锻炼，消化能力就会提升，更容易从食物中吸收更多养分。

什么是粗粮？简单来说，就是尽量吃食物的天然状态，少加工。例如吃一个苹果，如果只是洗干净了连皮吃，就是食物的天然状态；如果将苹果削皮了，再切成粒，甚至榨成果汁，那就是不同的精细程度了。因此，其实各种食物只要吃天然的状态，少烹调，那也是"粗粮"，如果经过了各种加工烹调，变成了食品，那就是"细粮"。粗粮和细粮，现代人习惯叫作食物和食品。建议多吃天然食物，少吃加工食品。

　　吃细粮的问题，除了太容易消化造成依赖、缺少膳食纤维外，也是因为养分太过集中，身体不能消化吸收，造成养分太多，身体会出现一种成瘾的感觉。以吃白米为例，现代医学认为白米血糖生成指数较高，因此糖尿病患者不宜吃白米，建议吃糙米。可以这样理解，白米的碳水化合物在体内更容易快速吸收，因此吃白米饭、吃米粥很快就有饱足的感觉，可是吃糙米则消化慢，那种有精神力气的感觉会比较慢出现。如果是在生病的时候，吃粥就可以很快帮助身体恢复体力，可是如果平常没病也习惯吃白饭米粥，那么身体就会依赖了这种快速的帮助，不习惯慢慢来。

　　这种问题，可以用学习知识来比喻。例如上课学习，需要回家后看书、看课本才能全面理解吸收知识，可是现代的教育往往以考试为本，因此学生就会依赖笔记、考题等资料。当然看笔记可以很快掌握核心内容，可是如果学生习惯了只看笔记而不看原书，那么知识掌握就不够全面，虽能考试过关，却没有真正掌握知识，到最后就不喜欢学习了。饮食也是一样，依赖"精炼"的食物，习惯快速提升的感觉，逐渐无法从天然、正常的食物之中得到养分，不喜欢慢慢来，那就变成一种"饮食成瘾症"。

吃水果也是一样，吃水果比喝果汁健康。喝果汁升糖太快，导致体内血糖波动，直接吃水果则血糖比较稳定。其实吃粗粮本身就是大自然的智慧，例如一般水果会有皮壳、有纤维、有果核，目的就是让人"不方便吃"！就是希望动物可以慢慢咀嚼，吐出果核，不用太快吃完。为什么糙米会有壳？就是希望你难消化、消化慢一点，这样对身体更好。

上医练习19　煮糙米饭

1. 煮糙米饭的技巧有两个部分。第一，煮饭之前先洗米，然后浸泡，最少浸泡6小时，那样可以让糙米变得柔软。第二，煮饭用水较多，一般煮白米饭米水比例为1：1，而煮糙米的米水比例为1.5：1~1.7：1（根据不同米的种类，需要亲身尝试）。在煮完饭之后，米熟了再盖盖闷一段时间，口感更佳。有些人会用蒸饭或者陶瓷饭煲来煮饭，风味不同，可以试试看。

2. 尝试制作"胚芽米"，就是将糙米发芽，可以将糙米泡水两三天，期间需要多次换水，夏季一天更换三四次，冬季一天更换两三次，视米和水的多少及米水的气味状况调整换水频率。当见到米粒顶端开始露出白色胚芽，就代表已经准备发芽了，就可以换水，然后煮饭。

改吃糙米饭，是基本的上医饮食养生建议。有些人觉得糙米饭比较硬，不好咀嚼，其实不然，主要是烹调方法问题，只要掌握了正确煮法，会比较容易入口了。浸泡过的糙米相对柔软，其实不少人喜欢糙米多于白米，就是因为糙米有嚼劲，相比白米更可以慢慢享受其味道。除了糙米之外，红米、黑米、糯米等，只要是全谷类完整地吃，更有益健康。

为什么要吃胚芽米？因为米粒的精华养分就在胚芽，含有酶和生命力，对身体有更多益处，与普通糙米有不同的营养效果。而且以胚芽米煮饭，口感更像白米，对于刚开始吃糙米饭的人来说，更容易接受。一般可以买到胚芽米，但我鼓励大家尝试自己制作胚芽米，因为制作胚芽米，你就可以看到米粒的生命力！并非所有糙米都可以用来发芽，有些糙米如果存放的时间比较久，就会"死"了，就算泡水也未必能发芽，通过胚芽米的制作测试，你可以看到自己买到的糙米是否具有生命力，能发芽的糙米就是比较新鲜的。因此也可以明白，为什么不宜吃白米，白米就是去掉了胚芽这个最重要的部分，如果长时间浸泡白米，是会发臭、发霉的，食物失去了生命力，对身体的益处就少了。

吃肉导致身体软弱

现在已经越来越多的人了解到，吃肉并不如想象中的健康，有许多潜在问题，中医学怎么看待吃肉？是否支持人吃素？首先看《黄帝内经》的一段话：

> "五谷为养，五果为助，五畜为益，五菜为充。"
>
> ——《素问·藏气法时论》

这段话中提到了人需要吃的四大类食物，包括谷类、水果、肉类、蔬菜等。这类似于现代营养学的观念，指出人需要吃的食物类别，早在两三千年前已经明确提出了，可见中医学的观念十分超前。

四类食物中包含了肉类，可见中医学本身并不反对人吃肉。可是在四大类食物之中，不是并列各吃一份的意思，四类食物最重要的是吃五谷，谷类可以养身，提供我们营养。当然要提醒，这里说的谷类是上文所指的全谷类，如果只是吃白米饭，当然营养不足了。其次是吃水果、蔬菜，都可以作为辅助、充养身体。

特别到了"五畜为益"这一句，初看好像是"吃肉很有益"，有益这个概念，就好像我们现在说吃补品或营养补充剂那样，吃对是有益，但是吃不对也可能有害，这类"有益"的东西并非必需品，因此吃肉可以补身的想法，本身是指偶尔吃一下可能有益处，不一定要天天吃。

另一方面，"益"和"溢"字在古代属于异体字，二者互通，溢是指水满而流出来。换句话说，吃肉好像有"益"，但同时很容易会太过，导致各种问题，因此在《黄帝内经》之中，有多段文字提到吃肉所带来的健康问题，相反，吃植物性饮食就没有多少相关记载。来一起看下段文字：

"夫王公大人，血食之君，身体柔脆，肌肉软弱，血气慓悍滑利……"

——《灵枢·根结》

这段话提到，古代的王公大人因为比较富裕，可以经常吃肉，因此被称为"血食之君"，就是经常饮食血肉的意思。《黄帝内经》形容，这类人的体格是"身体柔脆，肌肉软弱"！这跟许多人的想法相反，一般人会觉得吃肉的人身体会比较强壮，吃素的人身体较弱，其实吃肉会让人强壮是错误观念，试想，我们身边许多吃肉的朋友，不见得每一个人都强壮吧？强壮的人是因为他们运动、健身，而这类人通常都喜欢吃肉，所以有这个误解，其实吃素的人去运动健身同样会强壮，但是相对而言，如果没有刻意训练，吃肉者会比吃素者身体虚弱！为什么？

因为肉类含有许多不良成分、毒素。肉类通常含有较多脂肪、胆固醇，会堵塞血脉，血管硬化也会导致心脑血管疾病，容易堆积脂肪，变得软弱。有的动物肉中积聚了不少环境毒素，尤其是现代的养殖方法喂饲有农药的饲料，注射抗生素、激素等多种药物，导致毒素积聚在肉类之中，人在食物链的顶端，吃下去就全部吸收了。

句末还说"血气慓悍滑利"，乍眼看上去"滑利"好像是指血气很通畅，却不要忘记是以"慓悍"为前提，就是血气运行太过猛烈了！是因为动物的脂肪、胆固醇等积聚在血管和内脏之中，导致血压升高，心脑血管疾病风险增加，这类高血压、高血脂、高血糖的问题，其实并非现代人的专利，古代已经出现了，且跟吃肉有直接关系。再看另一段文字：

"凡治消瘅仆击，偏枯痿厥，气满发逆，肥贵人，则高梁之疾也！"

——《素问·通评虚实论》

这段文字之中，提到几类病症，是饮食"高梁"所导致的，所谓"高梁"并非指北方出产的高粱米，高梁相通于"膏"和"粮"，是膏脂和细粮的简称，即是吃肉（肉类之中含有膏脂）和精制食物、加工食品的简称。因为在过去通常是富贵人才能吃这类食物，而且多吃这些食物的人容易肥胖，因此叫作"肥贵人"的疾病。

第一种病叫作"消瘅"，这种疾病古代叫作"消渴"，许多人听过，这跟我们现在说的糖尿病病情接近；"仆击"就是指突然仆倒、被击倒在地的病情，是卒中、眩晕一类的疾病；"偏枯"是指身体一边枯萎了的样子，即是半身不遂的病情；"痿厥"是指身体软弱无力，行动不便，突然昏倒，如卒中、瘫痪等病情；"气满发逆"是指呼吸不畅，胸部觉满，咳喘等病情，类似现代的慢性肺病、哮喘甚至肺癌，或各种病情到了末期的身体状态。

以上多种疾病，其实就像现代的文明病：卒中、心脏病、糖尿病、癌症等，因为古代没有西医，用了另一种表述方式。这些病在古代已经出现，只是古代通常只是富贵人家才得这种病，现代物质生活富裕了，每天都能吃肉，因此许多现代人也变成了"肥贵人"。其实这类文明病，只要戒除肉类和精制食物，那就有机会逆转病情。再看这一段：

"高粱之变，足生大疔，受如持虚"。

——《素问·生气通天论》

所谓"高粱之变"，指吃肉和细粮所导致的病变，会在足部长出大疔疮。一般人都会知道，多吃肉会让人生痤疮，例如许多年轻人脸上的痘痘，就跟吃肉太多有关。这里不是说这种普通的疮，一般认为这段文字是指足部出现了疮疡伤口，久久未能自愈，这种情况现代常见于糖尿病并发症，损伤周身血管神经，继而出现糖尿病足、糖尿病眼病、卒中、心脏病、肾衰竭、性功能障碍，甚至各种器官坏死功能丧失，糖尿病足发展后可以导致坏疽甚至需要截肢。我们再看最后一段：

"病热少愈，食肉则复，多食则遗，此其禁也！"

——《素问·热论篇》

这段话的意思是，当身体出现发热的疾病，病情初愈或减轻的时候要禁忌吃肉，如果吃肉则病情会复发，多吃肉更会出现后遗症，使病情加重！有些人认为这段话的解释，是因为肉类性热，所以要避免食用导致发热加重，但实际上不同肉类有不同寒热属性，而且发热病也不一定是因为吃性热食物所导致，受寒亦可导致发热，因此并非热气考虑。禁止吃肉的原因，是因为肉类是各类食物之中较难消化的食物，一般而言，水果在肠胃中需要0.5~1小时消化，蔬菜需要45分钟~2小时，谷类需要1.5~4小时，蛋白质需要1.5~4小时，脂肪类需要2~6小时，多种食物混合会更久，还要看自身肠胃的消化能力。肉类之中含有较多蛋白质和脂肪，消化时间较长，人体气血会集中到胃肠之中消化，对抗疾病的力量自然就减弱了，因此会导致病情复发。

需要注意，以上除了指疾病初愈时应当禁止吃肉之外，其实生病期间也应当禁肉！在另一部经典《伤寒论》之中就提到，外感病初起如感冒，应当禁止吃肉，目的就是减少消化力耗损，因此实际上凡是生病也应当戒肉。

传统的观念，生病时宜吃素养生，只是现代人以妄为常，误以为生病不吃肉怎么会有气力？其实刚刚相反，吃肉反而导致身体虚弱。又如有些女性产后坐月子，每天吃肉补身，其实也是错误观念，产后虽然身体虚弱，可是体内有寒气瘀血，这时候补身反而会导致瘀塞不通，虽然感觉精神了，可是病根还留着，导致产后身体虚弱反复生病。因此坐月子的饮食调养也以清淡简单为宜，更重要的是多休息静养。

上医练习20　素食21天

1. 要体验素食的好处，建议决心连续21天吃素，观察自己身体的变化。一般三星期可以改变人的习惯，而且时间足以观察得到身体变化，就算之后再吃肉，因为味觉和健康状态也会改变，因此自然会减少吃肉，甚至自然继续吃素。

2. 建议这三星期全面吃素，不吃任何肉类、海鲜，也尽量不吃鸡蛋与牛奶。

3. 美国责任医师协会（PCRM）提出，每天食物之中，只要有"谷豆果菜"四类食物，就可以确保有足够营养。多吃不同的全谷类、豆类、水果、新鲜蔬菜，还可以配以坚果作为健康零食（可参考练习22"捞饭"的入门技巧）。

4. 不用担心营养不够，实际上健康人只喝水不吃东西（断食）三星期也不会死亡，当然会身体消瘦，可是这就是一个减肥排毒的过程。况且现在并非叫你不吃东西，只是吃素可能让你更健康。

吃素要吃得健康，需要经过学习。不少人刚开始吃素，只是戒掉肉类而只吃白米饭、青菜豆腐，这种方法未必健康。现在网络十分方便，而且也有许多素食方面的书籍，不妨先了解基本知识再开始。

其实吃素也可以吃得多姿多彩！我吃素十多年，从来不会觉得吃素是一种牺牲，不会觉得无法吃肉好像选择少了。这其实是放弃了不健康的食物，为自己选择更好的食物，况且这个世界的食物何其多？吃素反而帮助你开拓更多食物选择，让饮食生活更精彩。

我作为中医师，本身并不反对人吃肉，可是吃肉过多的确是造成各种疾病的成因。那么，人究竟吃多少肉为宜？不妨看看我们的传统文化，过去中国人大部分以农耕生活为主，生活在乡村的人可以说是基本吃素，老一辈都会说："过去哪有这么多肉可以吃？都是逢年过节才可以吃得到！"一年才有十几二十个节日，这样计算，一个月吃肉一两次，这算是合理的分量。如果天天都吃肉，就必然过剩。

从上医养生法的观念看，吃肉的问题主要还是太过依赖。就像上一章讲白米是精制食物，肉类更是！想想看，肉是怎么来的？来自动物身上，而动物的肉是怎么来的？动物就是食物链的上层，通过吃植物而来，例如牛肉的蛋白质从哪里来？牛可以吃草、吃饲料，将植物的养分转化为自己的肌肉。可是人本身也可以直接从植物中摄取养分，如果习惯了从动物肉身上得到这些养分，那都是"二手"的，经过动物帮你提取了，人体就反而不习惯从源头摄取"一手"的养分了。

可见，吃肉的主要问题有两方面，一是肉类容易过补，二是肉类中含有不少毒素。如果吃肉的目的是补身、得到营养，吃肉的确有补益的成分，但得到营养的同时也得到了各种毒素。既然从植物性食物中可以得到可靠的养分，为何不做更智慧的选择？

鸡蛋牛奶易伤脾胃

除了肉类，鸡蛋和牛奶也属于动物性食物，也会存在上述提到的肉类的毒素，而且更主要的问题是，鸡蛋牛奶属于"不洁净"的食物。

先说牛奶。未经加工的牛奶可以测量到大量除草剂、杀虫剂、二噁英，以及多种抗生素、血液、粪便、细菌和病毒，为什么牛奶之中会有脓血粪便？因为牛在工厂集中饲养过程中，挤在一起生活，在同一个地方睡觉和大便，因此身体乳房就会沾染粪便，挤牛奶时就会沾染到，而且母牛整年大部分时间都在产奶，就像人类一样会得乳腺炎，乳房就会出血成脓。因此牛奶生产过程需要经过过滤和消毒，使用巴氏消毒法，可是过滤无法完全过滤掉这些不洁净的东西，而且消毒并不等于剔除。

再说鸡蛋。经常有鸡蛋含有大量细菌的报道，例如常见的沙门氏菌食物中毒，为什么会这样？首先跟现代养殖方法有关，母鸡在笼屋之中养殖，生活非常拥挤，笼养鸡蛋感染沙门氏菌风险比放养鸡蛋高很多。更主要的原因是母鸡的生理结构，鸡蛋从子宫阴道排出身体之前，会经过泄殖腔，鸡蛋、尿液和粪便都是由泄殖腔排出，跟人类的生理结构不一样，母鸡阴道口跟肛门是同一个位置！因此鸡蛋容易沾染粪便尿液等脏东西。或许你会想，既然有蛋壳保护，只要不吃到蛋壳，只吃内部可以吧？实际上蛋壳上有非常多的小孔，细菌可能通过鸡蛋上的小孔或裂纹进入蛋内，也有可能在打开鸡蛋那一刻进入蛋液。清洗鸡蛋表面也没用，反而弄湿鸡蛋可能更有利细菌生长和进入蛋内。简单来说，其实难有百分百安全的鸡蛋。鸡蛋本身的不洁净，有其本身自然的智慧，就是希望其他动物不要吃它！这就好像有些水果的种子含有毒素，就是希望动物吃了之后会死掉，因此不要以此为食物，以利传宗接代。

再从中医学角度看，不吃鸡蛋牛奶的主要原因，是因为在古代的时候蛋奶也是用作"药物"使用！首先，古代不可能有这么多鸡蛋牛奶给人吃。古代没有电，牛奶如果没有冷藏设备，就难以存放，除非你家中养牛，才可以偶尔喝到。古代的鸡也没有生那么多鸡蛋，也不可能经常吃到鸡蛋。

从药性而言，过去鸡蛋牛奶都是入药使用。如汉代医圣张仲景所著《伤寒论》中，使用鸡蛋作为药物，而且是在危重病情才使用。鸡蛋为母鸡的卵，能滋阴润燥、养血安胎。唐代大医孙思邈在《千金要方》一书中说："只如鸡卵一物，以其混沌未开，必有大段要急之处，不得已隐忍而用之，能不用者，斯为大哲。"这段话的意思就是，像鸡蛋那样的东西，也是要到了病情非常急重的时候才能使用，可见其药性之强。至于牛奶，清代大医吴鞠通在经典《温病条辨》说："胃液干燥，外感已净者，牛乳饮主之。"牛奶能"养胃阴"，用于治疗温热病后期。

这样听起来，好像鸡蛋和牛奶都可以养阴，挺不错的，应该多吃？但是中医学的观念是过犹不及，没有阴虚的人不宜补阴，如果健康人天天喝奶吃蛋会怎样？那就会补阴太过，首先耗伤脾胃阳气，导致脾虚胃中寒湿。脾胃虚弱首先影响消化吸收，气血就会虚弱，产生水湿痰饮，继而百病丛生！比如常见的过敏症，如过敏性鼻炎、哮喘、湿疹等，戒除蛋奶，可能有助于康复。

上医练习21　戒吃蛋奶

1. 戒掉蛋奶，鸡蛋牛奶带来的问题很明显，蛋奶不是必需品，没有必要天天吃。

2. 一开始可以先戒掉直接吃鸡蛋、喝牛奶，含有蛋奶的制品可以少量吃。

3. 如果身体患有某些病症，完全戒掉蛋奶及其制品最少21天，效果更佳，例如面包、蛋糕、饼干，还有一些零食、甜点、面条含蛋奶，具体需要了解每一种食物的成分，参考食物包装标签，或在餐厅点菜时说明要"去蛋奶"。

4. 喜欢喝奶的朋友，可以用各种植物奶代替，如豆奶、燕麦奶、杏仁奶、椰奶等，以及各种谷类冲粉。

我吃素至今已经超过十六年，一开始也只是不吃肉，之后开始决定要改为纯素食，就是连鸡蛋、牛奶等动物成分也不吃。一开始很不习惯，因为发现含有蛋奶的食物真是"铺天盖地"！要完全避开真是很不容易，每一种食物都要看标签，也经常到餐厅点了菜后才发现原来含蛋奶。过去我是喜欢吃蛋奶的人，会主动买牛奶、买奶片，喜欢吃蛋糕。可是完全戒掉蛋奶一两年之后，

发觉自己对蛋奶的瘾和味觉不同了，比如不小心点了炒饭里面含有鸡蛋，过去我就吃下去了，可是现在是真的不想吃，觉得鸡蛋牛奶有股腥味，宁愿丢掉也不吃，因此才发现，原来过去我是对蛋奶上瘾了！

我认为，不吃蛋奶的基本原因，是因为鸡蛋牛奶本身就不是给人类的食物。牛奶是给小牛喝的，所有动物的奶，都是给自己的婴孩喝的，不会喝另一个物种的奶，人从小时候喝人奶，断奶之后就不应该喝奶。奶水本身就是一种"精制食物"，因为婴儿的时候肠胃比较弱，就需要喝液态的食物，逐渐长大之后就要改吃半固体的食物，最后转为固体的正常食物，不要依赖喝奶，如果长大了还依赖喝奶，肠胃就会变弱。鸡蛋亦然，鸡蛋是母鸡的卵，本身也是一种"精华"。

现在素食潮兴起，戒掉蛋奶已经没有那么困难了，我认识许多年轻人吃素，一开始就直接不吃蛋奶了，是因为这方面的信息多了，而且蛋奶的替代食物也多了，这个时代要改变饮食方式并没那么难实现！

为什么素食能治百病

　　为什么生病宜吃素？吃素能加快疾病疗愈？有一种说法：未必是素食有多厉害，而是肉蛋奶等动物性食物中含有许多毒素，只要不吃这些食物，身体就避免了各种伤害，可以重新恢复本有的自愈能力，所以吃素能治百病。其实是只要吃正常的食物，不再伤害自己，身体就可以自己康复！

　　"素食"的含义，最初并不是指严格的不吃肉，而是指"朴素的饮食"。《说文解字》有"素，白致缯也"，"素"本指没有经过染色的白色丝绸，素食的传统意义，即是简单、朴素、洁净，是根本的饮食方式，避免吃"不洁净"的食物。

　　吃素能治百病，还有一个更深层的原因，跟吃肉者的情绪性格有关！《黄帝内经》中指出"思伤脾"的理论，一个人如果过于思虑，就会伤脾，无论吃多少东西，吸收都不好，导致身体虚弱。吃肉多的人会影响自己的性格情绪！且看《黄帝内经》的论述：

　　"夫热中消中者皆富贵人也，今禁高粱，是不合其心！"

　　　　　　　　　　　　　　　　——《素问·腹中论》

　　这段话提到，"热中消中"这类类似现代糖尿病的病情，皆是因为富贵人的饮食方式所导致，就是习惯吃肉类和精制食品（高梁），可是面对这些患者，如果想要加快康复，就要他戒口吧！戒掉高梁，可这"不合其心"，患者就会不高兴，不愿意改变！再看下一段：

> "且夫王公大人血食之君，骄恣从欲，轻人，而无能禁之，禁之则逆其志，顺之则加其病，便之奈何？治之何先？"
>
> ——《灵枢·师传》

这段也提到，古代的王公大人，都是比较富贵的人，他们经常饮食血肉，其性格傲慢、任性、纵欲、轻视别人，而且没有人能够阻止他们！这段话的前文也是讨论"中热消瘅"这类类似糖尿病的病情，其实这类病情可以逆转，只要改变饮食方式就可以了，但是如果你要禁止他们吃肉和细粮，他们就会不高兴（禁之则逆其志），如果顺从他们的想法继续以前的饮食生活，他们的病情就会日益加重（顺之则加其病），因此这样的问题难以处理！

为什么吃肉的人容易有这样的情绪性格？这可称为"尸毒"的问题，也就是动物尸体的毒素，这种毒素除了是肉本身的物质层面问题之外，更加包含了动物的情绪，例如动物死亡的时候，会恐惧、愤怒、悲伤，出现极端的情绪，这些情绪能量还会记忆在动物身上，只要你多吃肉，也会影响你的情绪性格。而且动物的情绪也会影响物质，例如动物死亡之前的极端情绪，会影响体内的激素分泌，吃肉就会直接影响人体情绪。

有人说吃牛肉会导致人有"牛脾气"，其实牛本身是温顺的动物，没什么脾气，可是牛一辈子被困着虐待饲养，加上死亡的痛苦，就算牛那样温顺的动物也会有脾气吧！的确人吃肉之后，就会造成这种苦果。过去如果在家中庭院饲养动物，未必有这种问题，可是现在的肉类大多来自工厂式养殖，这就给动物带来前所未有的痛苦，最终还是反扑在人类身上。

吃素除了对身体有益处，对性格情绪也有帮助！素食可以避免肉食对人的影响，减少不良情绪，帮助脾胃消化吸收，自然百病自消，身体强壮。

我自己也深有同感，我吃素之前是"愤青"一名，内心悲观，经常批评别人，可是吃素一段时间之后，这些情绪就比较容易放下，变得比较乐观积极，更愿意以同理心站在别人的角度去理解他们。这也是吃素能够培养慈悲心的原因。

生活中，素食的种类有很多，这里简单介绍一下美味又营养的捞饭。"捞饭"是广东和香港地区的叫法，"捞"即是搅拌，这种煮饭方法就是一种先煮后蒸做出来的饭，所以也叫作煮豆饭、拌饭、有味饭。

素食营养学的观念，每天只要有"谷豆果菜"四类食物，就可以有足够营养。有些人担心不吃肉会不会蛋白质不够？其实只要每天吃到2~3种不同的谷类和豆类，就可以满足对蛋白质的需求。上述煮饭方式，已经有谷类和豆类，只要准备一份蔬菜，平常吃点水果，即可满足每天的需要！

上医练习22　捞饭

1. 每次煮饭用2~3种谷类和豆类，尽量吃全谷类，如糙米饭、红米、藜麦等；豆类可与谷类一起烹制，如绿豆可以跟米一起直接放水煮，其他豆类则要分开煮。比如两种谷类加一种豆类，或者一种谷类加两种豆类。

2. 可以到有机食品店选购一批谷豆类，煮饭时挑选几种，每次可以换不同口味。

3. 谷类和豆类煮饭前需要浸泡最少6小时，豆类浸泡的水需倒掉（容易导致胃肠胀气），泡米的水也要看有没有气味而换水。

4. 可加上其他粗粮，蒸熟后加入米饭之中拌匀，例如红薯、芋头、南瓜、土豆等。

5. 米煮熟之后，加上优质的油，趁热时拌匀，例如冷压橄榄油、椰子油、香油等，即可食用！

6. 可按自己口味添加其他香料调味，例如姜黄粉、咖喱粉、紫菜、芝麻、啤酒酵母、小麦胚芽等，增添口味。

就算是都市人生活比较繁忙，不能每天煮饭，但谷类、豆类可以冷藏比较久不容易坏，有吃素朋友的懒人做法，就是一次煮多天饭量，放进冰箱，到要吃的时候热一下，加上其他配菜就可以了。

以上是素食入门的方法，做法简单方便，节省时间，而且十分好吃！可以有不同口味、不同颜色，为每天的生活增添色彩。

有些人认为只有吃肉蛋奶才可以获取完全蛋白质，素食食物都是不完全蛋白质。其实这是误解了营养学的观点，首先植物性食物如大豆及其制品，还有藜麦等也有完全蛋白质，完全蛋白质并不是肉类的专利。更主要的问题是，摄取完全蛋白质是否那么重要？完全蛋白质其实并非"必需品"，例如牛为了得到蛋白质，通过吃草获得。人类也一样，就算一般素食食物的蛋白质不完全，只要每顿饭吃2~3种谷类和豆类，就可以实现蛋白质互补。

完全和不完全蛋白质，正好是上医养生所提倡的精神，少吃完全蛋白质的食物，因为它就像是精制食物那样，容易造成依赖。更健康的饮食方式，应该多吃粗粮，从不同的第一手植物原材料中吸取养分，训练自己的咀嚼消化能力。大自然有智慧，这样"不完全"的安排，就是希望人可以多吃点不同的食物，让人摄取除蛋白质之外更多的营养成分，而不只是单一营养，有更多不同的食物选择，生命才会更加丰富。

怎样吃素可以获得充足营养，除了注意上述四类食物的饮食养分之外，还需要看身体内在的消化吸收能力！

生吃蔬果为什么不寒凉

素食要健康，除了要吃谷类、豆类之外，还要多吃蔬果。有些人可能会觉得，蔬菜、水果偏于寒凉，尤其是生吃更加寒凉，不宜多吃，这究竟是怎么一回事？

需要清晰地指出，认为蔬果寒凉，是一种偏见！问一下自己，有哪些水果是温热性的？荔枝、桂圆、榴莲、芒果……这些大家都知道，那么生吃荔枝、桂圆会变得寒凉吗？当然不会，它还是温热的。蔬果有不同的寒热属性，大部分是平性的，说它们都偏于寒凉，并不符合中医学理论，也没有统计学基础，是一种主观臆测。

生食食物并不是一定寒凉，也不是说煮过加热过的食物就没有那么寒凉。以中药为例，中药材之中有许多寒凉药，如果煮过了寒凉药就不寒凉了，那么就没药可用了！实际上，只是一般的水煮食物，是不会改变食物的寒热属性的。进一步说，将干姜磨粉、肉桂磨粉，这也是生的，显然生吃姜粉、肉桂粉不会寒凉，所以生吃跟寒凉是两回事。

这里更重要的问题是，生吃食物真的会比较寒凉吗？这里需要理解中医学"生冷"的概念。首先说"冷"，冷本身是指冰冷，是指温度低而言。当然冰冷的食物，本身的确是寒凉，热烫的食物是温热，一般的观点会觉得冰冷的食物容易伤害人体的阳气，因此多吃冰冷食物就会导致身体寒凉。这一观点我并不完全赞同，如同本书提倡的上医养生观点，洗冷水澡不一定会导致人身体寒冷，相反洗冷水澡可能还会让身体变得更不怕冷。冰冷的食物可以伤害人体，也可以锻炼人体的肠胃！当然肠胃虚弱之人吃冰冷食物容易伤身，可是肠胃正常者未必会被冰冷食物所影响，这要以吃多少、多冰冷的程度而定。凡事过犹不及。

有些人总觉得，肠胃是比较娇嫩的，不能耐受冰冷的食物，这恐怕太悲观了！许多年轻人都喜欢吃冰，而且世界上许多地方的人也常吃冰冷饮食。例如到日本餐厅，总是会给你一杯冰水，西方人都喜欢喝凉饮料、吃冷沙拉，东南亚地区都不一定"趁热吃"食物，为什么只有中国人才会被凉饮食所伤？况且，生食的食物不一定冰冷，比如喝室温水、吃室温的水果，那属于平性。就算冰箱拿出来的水果，只要仔细咀嚼，也可以变温暖后再吞下，不一定寒冷。

再说"生"，生的概念是相对熟，先探讨什么是熟。熟是指食物的最佳进食状态。不同食物的"熟"是不一样的，并不都是要煮到多少温度来确定，例如吃牛排有几分熟，主要看口感和外观质感决定；例如米饭怎么叫熟，也要看米是否软透没有硬米心；例如蔬果如果自然成熟了，可供人食用，那就已经是"熟"了，并非"生"的！当然水果也有不同的成熟程度，例如香蕉可以是比较生的时候采摘下来，青绿色的是比较生的，到了黄色就有一点熟，到了有梅花点就成熟可以吃了，甚至整条香蕉皮都变成黑色而肉还未烂，那样就最"熟透了"。

要避免吃生食物的想法，主要是某些食物必须要熟食，就不应该生吃。例如肉、谷类，本身就不应该生吃，肉类生吃会有细菌、病毒、寄生虫，吃了容易生病，谷类生吃难以消化伤脾胃。可是蔬果如果是成熟了，就算没有经过加热煮熟，也可以食用，并不会伤肠胃，也不会因此而使身体变得寒凉。如果吃比较"生"的水果，相对难消化，但难消化跟寒凉是两回事。

有些人会觉得，蔬菜如果没有经过煮熟，会有危险，容易有寄生虫问题。其实这也失之偏颇，因为菜虫跟肉类的虫是两类不同的虫，菜虫不会寄生在人体内，而动物体内的寄生虫难以在蔬菜上存活。蔬菜上是否有寄生虫的虫卵？除非将肉类和蔬菜放在一起。种植蔬菜的时候会不会沾染寄生虫卵？实际上不太可能，如果是有机种植使用肥料，堆肥的过程发酵产生高温已经可以杀灭粪尿中的病菌和虫卵，如果不是有机种植则会使用农药，就更加没有粪便、虫卵等问题。因此蔬果只要经过一般清洁，是可以安全食用的。

"生"有两种概念，一是指没有煮过，二是指还未成熟。一般人理解生冷食物主要为前者，是对应肉类和谷类等必须煮熟的食物而言的，而对于绝大多数蔬果而言，则应该以后者作为标准。如果水果本身自然成熟了，然后再煮，会破坏其中的养分。

在素食基础上不煮熟食物的饮食方式叫作"食生"，或"生机饮食",并非不能吃温热食物,而是强调食物温度不可高于41℃,那样食物更具有生命力。

多吃生的蔬果有许多益处,煮熟了就会失去不少天然养分如酶、维生素。想想看,如果一棵蔬菜没有经过煮熟,本身可以存放许多天,煮熟了就会很快变坏,那就是生命力流失的表现。吃没有煮熟的蔬果会令身体更有生命力。

上医练习23　蔬果汁

1. 食生的入门方式,可制作"蔬果汁"。方法是以1份绿叶菜加2~3份水果,用搅拌机打碎即可饮用,可当成早餐,甚至可以取代午餐或晚餐。入门者一般宜将水果比例调高点儿,较易入口。

2. 蔬菜选用深绿色的叶菜,各种叶菜也可,如菠菜、苋菜、红薯苗、莜麦菜等,主要用叶部,不用茎部(叶柄)。

3. 各种水果也可,可根据自己口味选择。通常一开始建议选用香蕉(成熟度高的较好如有梅花点或黑皮的),也可用火龙果、苹果、橙子、芒果等。

4. 如果用水分较少的水果(如香蕉),搅拌前应适量加水,根据自己口味选择加水多少。

5. 宜高速搅拌,搅拌时间较短不产生热力,减少养分破坏。

6. 还可以少量加上1~2种材料调味或增加口感,例如柠檬叶、罗勒叶、薄荷叶、青柠、螺旋藻、生姜、姜黄、咖喱粉、肉桂粉、花蜜、味噌、亚麻籽、核桃、南瓜子、芝麻、松子、腰果等。

自制蔬果汁是食生的入门方式,想要获得更多生食蔬果的好处,但由于不少人太少吃生的食物,肠胃缺乏这方面锻炼,因此一下子未必适应。将蔬果搅拌成汁，可以减少肠胃的负担，相对容易消化，而且可以得到生吃的好处。蔬果汁之中含有许多养分，尤其是深绿色叶菜中含有较多的铁质，配搭水果中的维生素C，可以增加铁质吸收率，是一个不错的补血方式。

经常吃熟食导致肠胃虚弱

吃煮熟的食物让人舒服，除了有温暖的感觉外，也容易消化；吃没有煮熟的蔬果，有些人会不舒服，感觉肠胃难以消化，或者身体会寒冷。吃熟食、热食可算是中医层次的养生方法，因为感觉比较舒服，但长期这样饮食会导致身体虚弱！为什么？

首先想想看，动物之中只有人类是吃熟食、热食的，而动物都是食生的。为什么人类不可以？是人类身体比较软弱吗？当然不是，在上古自然生活的人类，也会生吃食物。自从人类懂得用火煮食，开启了人类的文明以后，同时也依赖了煮熟食物，反而回不去原来食生的本能。

这里先了解一下中医的脾胃理论。胃的作用是消化食物，传统将"消化食物"称为"腐熟水谷"，即胃本身有腐烂、加热水和食物的能力，就算是吃生的食物，也可以被胃"煮熟"。胃本身像一个锅，装着食物，但食物不会煮熟，还需要什么？需要火！可称为胃阳，通过这胃部的阳热之气去煮熟食物，转化成身体的气血，继而收藏在脾脏之中。

那么问大家一个问题：如果人经常吃已经煮熟的食物，胃会怎样？简单而言，胃的火就可以开"小一点"了，胃阳减弱变虚，久而久之消化能力自然减弱了！这就是人为什么要吃粗粮的原因！好像传统用木柴的炉灶，放进去粗大的树枝才可以有猛火一样，人体多吃粗粮，就可以让胃肠有适当的锻炼，锻炼胃的阳气。吃生的食物也是一样，本身肠胃是能够消化生的、没有煮熟的食物，可是如果经常吃煮熟了的食物，胃肠变弱就反而不能消化生的食物了。就好像一个人太久没运动，一下子要运动就没力气一样。因此，熟食、热食也是对肠胃消化的一种依赖。

当然有些人会觉得，如果食物没有经过煮熟，会有细菌、病毒和寄生虫的风险。高风险的食物，尤其是肉类，的确需要煮熟。可是蔬果等，只要经过一般清洗，就已经安全了，如果担心有农药残留，就尽量买有机蔬菜。可是，这里想探讨更真实的原因，想想看，大自然的动物也都没有吃熟食，而且吃的食物一般都没有洗过！当然我们都知道，动物的肠胃比较耐受，因为它们习惯这样的饮食。的确，根本的原因就是我们"不习惯"而已！我们的饮食太干净，反而让肠胃变得娇嫩，因此只要有一点不洁净，就弱不禁风。

多吃生的蔬果，可以帮助肠胃内的菌群恢复平衡。健康的肠胃之中有大量的益生菌，可是经常吃煮熟的食物，就会使益生菌减少，肠胃变弱，免疫能力因此下降，导致各种疾病。

上医练习24　生机味噌汤

1. 天然制作的味噌（面豉）之中含有益生菌，正确食用味噌汤，能够帮助肠胃内的细菌保持平衡。要选择优质的有机味噌，没有经过巴氏消毒法处理或高温处理的。

2. 使用凉水或温水（不超过41℃），将味噌放进去拌匀。

3. 可以加入喜欢的蔬菜，常见做法可加入海带芽、豆腐，拌匀即可食用！

以上是生食版的味噌汤，就算是一般经过烹煮的味噌汤，制作方法也是先煮好蔬菜，味噌是分开用凉水拌匀，煮好汤关火冷却之后再加入味噌。重点是不要将味噌加热煮滚，避免破坏味噌之中的益生菌，而且煮过的味噌会变得苦涩不好喝。

要特别注意，市面售卖的味噌中有不少是经过高温处理的，酶失去活性，需要谨慎选购。除了味噌之外，天然酿造的酱油、腐乳、泡菜、纳豆也含有益生菌。实际上多吃生的蔬果也有助于益菌生长。

当一个人经常吃熟食，胃肠变得虚弱之后，整个气血化生减少，就可能导致疾病出现！常见的就是容易怕冷，此时人会变得更加依赖温热食物，每逢吃饭总是喜欢吃"热食"，从而形成恶性循环。"趁热吃"似乎是中国人的饮食文化，总是希望食物上桌时是热的，可是许多国家地区都没有这种文化，就算是放凉了的食物也没关系，不一定要热吃。相反，习惯冷吃的人，胃阳就需要提升，因此消化力变强，气血较佳，反而不那么怕冷！

上医练习25　自制发芽菜

1. 想要得到更多酶、生命力，吃自制发芽菜是一种好选择！平常吃的芽菜，通常是绿豆芽、黄豆芽、黑豆芽，而且都是长长一条白色的，这里说的发芽菜也是类似，但是建议发芽菜只出1~3厘米就可以吃了。

2. 初次尝试建议用绿豆，先清洗，放入瓶子中，用清水浸泡半天。

3. 然后倒出水分，放着等待豆子发芽。通常建议用一块纱布或棉布，盖着瓶口，用橡皮圈固定，方便将水倒出而不会漏掉豆子。将瓶子放在阴凉处，定期换水，一般夏季换水每天3~4次，冬季每天2~3次。

4. 等待3~5天，天热时会快一点，天冷时慢一点，看到豆子发芽，就可以食用了！吃不完的可以放在冰箱中保存。

　　练习19之中介绍的胚芽米，就是发芽的方法，不少食物种子也可以发芽食用，味道和营养也不同。绿豆是比较容易成功的芽菜，除此之外，常用于制作芽菜的有苜蓿子、萝卜、小麦、荞麦、黄豆、红豆、花生等，只要能吃的种子都可以发芽试试看！当然能否发芽，要看种子是否新鲜，还有天气等因素，需要慢慢尝试。一般豆类和种子类质地干硬，不容易生吃，但是经过浸泡发芽之后，它就重生了！可以直接食用，增加养分。

生吃蔬果反而不容易怕冷

生吃蔬果并不寒凉，在以上两节中已经详细介绍了，本节希望进一步探讨这个问题，为什么有些人会觉得生吃蔬果会寒凉？以下解释三个层次的原因。

第一，以平为寒。长期吃热食、熟食之人，肠胃虚弱，因此需要更多依赖，当他们吃普通平性的蔬果时，常温下就觉得这样"不够热"，是"寒凉的"！这种情况我称之为"以平为寒"，就是将平和的食物误认为是寒凉的。比如曾经听说过，有人认为"水"是寒凉的。这显然是错误的观点，传统中医学认为不同地方的水可有不同的寒热属性，一般的自来水应当是平性的。有些人觉得白米粥也是寒凉的，因此必须要加姜煮，这也是以平为寒，误解了寒热的概念。

从我在临床上的观察来看，当一个人从杂食吃肉、吃熟食，开始改吃素食、生食，的确会出现身体怕冷、手脚凉，这时候就会认为是因为吃素和生吃食物比较寒凉。我在门诊接触许多素食者、生食者，他们对食物选择通常都比较谨慎，不会刻意经常吃寒凉的食物，所以饮食导致寒凉的机会较少。那为什么会怕冷？以下解释另外两个深层原因。

第二，排毒反应。当一个人开始吃素、吃生食，肠胃和脏腑的气血逐步恢复，身体就会想将体内的毒素排走。体内如果本身有寒气，就会排出体外，身体反而感觉寒冷！这方面的情况其实十分普遍。如何判断身体内有没有寒气？从中医学上看，只要面色偏青或白，就是体内有寒的特征，除了整体面色暗淡白、没有光泽，也包括嘴唇色暗、眼眶色暗等。许多人体内有寒，自己却不知道，寒气轻的时候是没有感觉的，只是逐步影响身体功能，到了寒气严重时就会出现病痛不适。当吃素食生之后，体内寒气希望排走，重新走到人的皮肤肌肉时，就会感觉到寒冷。

我认识一群"食生者"，他们的生活中几乎不会吃煮熟的食物，有些人表示开始几年生食时，身体会感觉寒凉，但是过了一段时间后，身体反而变得"冬暖夏凉"，冬天不怕冷了！这就是体内寒气逐步排走的原因。实际上，许多人生吃蔬果、吃素后出现腹泻、大便不成形，原因未必是食物寒凉，而是因为寒气通过大便排走了，这就好像不少患者吃补益脾胃的中药后，会出现腹泻一样，其实也是补益之后身体自然希望排走体内毒素。

第三，戒毒反应。当一个人改吃素，肉类摄入会大幅度减少，虽然肉类的性质并不都是温热性的，可是因为吃肉一般都不会生吃，多数都经过炒、煎、炸、焗、烧烤等，就会改变食物的寒热属性；烹调肉类也会加入香料如胡椒、花椒、姜、葱、蒜等，这些也属于温热性调料；再加上用油去腌制，而且不少肉类脂肪含量较多，也会导致吃的肉性质偏热。改吃素之后，人体就少了对肉类的温热之性的依赖，因此只吃平性的蔬果，就会觉得不够热，如果体内本身有寒气，就会显现出来，觉得身体寒冷。这个时候是否应该继续吃肉？吃熟食、热食？当然不是！就好像一个人在戒除毒品的过程中，身体可能会出现怕冷震颤、疲倦乏力，那是否要继续吸毒？当然不是！这是身体转变的必经阶段，需要慢慢适应。

所以可以说，喜欢肉食、熟食都是一种上瘾，而且这种上瘾根深蒂固，大部分人都习惯了而不自知。所谓成瘾症，并非说人一定不能吃肉、吃熟食，而是指无法脱离这种东西而生活，那就是成瘾了。

那么在刚开始吃素、食生的过程中，如果感觉身体怕冷怎么办？首先可以继续努力，知道这是正常的排毒反应，然后找各种方法帮助自己缓解不适，例如选择温热性的素食食物，更重要的是从生活上帮助自己温暖起来。试想，如果冬季早上起床，身体感觉冷，这时候一般人会怎样做？可能会穿衣服、喝热水热汤、洗热水澡、开暖气等，可是如果是大自然中的动物，会怎样做？当然不会用以上的方法！它们会运动，到有阳光的地方去晒太阳。

坦白说，身体怕冷往往是因为现代人太懒惰了！所谓"死于安逸"，就是我们太少运动、太少晒太阳，因此身体变得寒凉，于是依赖食物和环境帮助自己暖起来，因此生活的范围就越来越窄了。

上医练习26　慢食练习

1. 细嚼慢咽，除了可以帮助分泌唾液、促进消化吸收之外，也足以解决食物的寒凉问题，食物在口中通过慢慢咀嚼，是可以变暖的。

2. 每一口食物在口中仔细咀嚼30~50下，甚至可以80~100下。其重点是最后让食物液化之后才吞进去。

3. 仔细品尝食物在口中的味觉，如果咀嚼过程中感觉食物味道变得不好，那就应该吐出去不吃。

4. 用这种方法整个饮食过程会变得缓慢，吃一顿饭往往需要半小时至一小时，甚至更久。

现代人为什么这么多人体质寒湿？其中一个常见原因就是吃喝太快了！没有经过仔细咀嚼，消化不良。想想看，生活在大自然的牛，是否拼命赶着吃草？当然不会，都是慢慢品尝的。另一方面，吃太快也会导致过饱，当你尝试每一顿饭如此慢食，往往一个便当吃到一半已经感觉饱了。

临床上，经常吃温热食物的人也会身体寒凉，除了上述原因之外，经常饮食过饱导致脾胃气血虚弱，也是其中一个常见原因。饮食方式不当，会导致身体虚弱。每顿饭吃得少、细嚼慢咽，足以解决食物的寒热问题。

我认识许多"食生者"，看到他们身体出现了许多奇妙变化：白发变黑发，各种色斑、老年斑消退，变得年轻且精力充沛，需要睡眠时间变短，消化力强！当然一般人不一定要完全食生，只要多吃生的蔬果，已经可以获得好处。

到这里再次提问：生吃蔬果是否寒凉？相信你已经有另一种看法了。当身体变得健康、胃肠健壮，吃点寒凉食物根本不用怕！当胃阳充足，根本不用怕寒凉的食物，什么食物吃进去都能消化。对于这样的人，吃冰冷、寒性的食物就好像是洗冷水澡一样，是一种锻炼了！

上医练习27　无奶冰激凌

1. 一般的冰激凌之中含有奶类，存在毒素问题，不宜多吃，但是不少人还是喜欢吃冰激凌，这里介绍无奶冰激凌的制作方法，尤其小孩子会十分喜爱！

2. 一般以偏干的水果为主，如香蕉，可伴以其他含水丰富的水果，如草莓、苹果、橙子等。

3. 全部切片，提前一天放进冰箱，冷藏一天。

4. 准备食用时，将其放进高速搅拌机拌匀即可，质感就像一般冰激凌！如果多水水果较多，质感会较稀。

5. 可在冰激凌上放果仁、果酱、新鲜水果、饼干来增添口味。

要怎样判断是否吃太多寒凉食物而伤身？我在门诊时，不少人也会问我类似问题：可不可以吃冰激凌？喝冷饮？我会说：不是不可以吃，前提是你每吃一口冰冷的食物，都含在口中仔细咀嚼最少一分钟。当冰激凌在口中融化，就可以吞下。试想，如果在你口中都受不了这种寒冷感觉，你的肠胃也会受不了！口舌的感觉，是身体的第一道防线，帮助你判断该吃什么、该吃多少。

喝水不当导致湿气重

饮食养生之中最容易被忽略的是喝水，喝水看似健康，不少人却不太懂得喝水。觉得每天最少要喝八杯水，可是其实无论中医和西医，都没有这样的说法！想想看，每个人体形都不一样，生活状态也不同，而且杯子的大小也不一样，说多少杯是难以执行的。

从药理学的观点看，喝水太多也会中毒！喝水讲的是"适量"，多喝水或者少喝水都会出问题，喝水可以促进健康，也可以致病。

中医理论中，胃"腐熟水谷"，意思就是水也需要经过处理才能吸收，如果喝进去的水，没有被胃阳"煮熟"而气化，那就无法转化为身体内可用之水和津液。脾胃虚弱之人喝水太多，就容易形成"水湿痰饮"，换句话说，许多人觉得自己身体"湿气重"，可能跟喝水太多有关！

怎样喝水算"太多"？这个问题要深究是不容易回答的，首先要懂得判断脾胃的正气状况，胃气是否充足，胃气虚弱之人喝水就不能多，脾胃之气充足，喝水多一点也能够消化吸收或者排走，这都是相对而言的。要判断喝水是否太多，更直接的方法就是看身体究竟什么时候才需要喝水？不需要喝就不用喝。

上医练习28　喝水技巧

1. 喝水有两条原则：第一，口渴才喝水，口不渴则不用喝水；第二，喝水宜一口一口地喝，像品茗那样浅尝。

2. 喝水过程也可稍微咀嚼，更加解渴、容易吸收。

3. 即使不口渴，可以观察自己的大小便，如果出现小便深黄、便秘，宜适当补充水分。

　　有人会问："如果我整天都不口渴，那是否就不用喝水了"？这首先要看自己有没有从其他食物中吸收水分。例如吃水果或喝汤，如果水分已经足够，就不需要另外喝水。但是如果没有吃多水的食物，却整天都不口渴，那通常代表身体内寒气、湿气重，属于病态，也代表运动太少，少排汗、小便，因此水湿就停留体内，这样当然应当多做点运动了！

　　有些人在口不渴的时候也习惯喝水，例如早上起床就喝一杯水帮助通便，或者放杯茶水在面前无意识地喝，这都未必是好习惯，脾胃强实的人还可以，脾胃虚弱者则容易产生寒湿。

　　为什么喝水需要咀嚼漱口？直接喝下去不更快？因为自然界的水分不等于身体内的水，需要经过肠胃的吸收才能进入人体。而喝水本身不一定滋润人体，真正起滋润作用的是经过吸收转化为人体的"津液"，这个津液首先包括口腔分泌的唾液，简言之唾液才是滋润口咽之水！那么喝水的时候一边咀嚼漱口，除了有助于口腔卫生，还可以帮助分泌唾液，这样喝下去更解渴。而且唾液中含有消化酶，也可帮助肠胃消化。

有时候身体内有湿热之气时，人会不想喝水，可是不喝水会让人感觉局部干燥，这时候就会形成矛盾，喝水可以帮助排出热气，同时也会加重湿气，那怎么办？当然还是按照以上喝水的两条原则，同时需要找到自己湿热的成因，从生活上改善问题，甚至找医师诊治。

除了上述两项喝水原则外，还有一个常见的喝水问题，就是一边吃饭一边喝水喝汤，那样会冲淡消化液，影响胃肠消化功能，那么水就会积聚在胃肠之内，形成水湿痰饮问题。另一方面，胃肠本身也是有智慧的，虽然胃酸被冲淡了，可是因为人会吃食物，依然需要被消化，因此胃会产生更多胃酸，就容易导致胃酸过多、胃酸倒流、烧心、口中泛酸、口苦等毛病，出现内生虚火。因此，一边吃饭一边喝水喝汤，会导致许多肠胃毛病。那么该怎么做呢？建议容易患胃肠病的人用"饭水分离法"来进食。

上医练习29　饭水分离法

1. 饭水分离法是指吃饭跟喝水分开的方法，即"干湿分离"，最好前后分隔2小时，喝了水之后隔2小时才吃饭，吃饭之后也隔2小时才喝水。

2. 除了喝水之外，也包括喝汤、各种饮料，包括多水的水果，也应分开前后隔2小时。

3. 开始实践的时候容易不舒服，感觉口干舌燥，这其实是好现象，代表肠胃之中的寒湿之气逐步去除，胃阳逐渐增加。如果不能做到间隔2小时，起码也要1小时，或者尽量喝少一点，喝几小口，甚至只漱口，然后将水吐出。

4. 生活实践：通常在家容易实践饭水分离，外出用餐不容易做到。建议可将饮料汤水打包外带，2小时后再喝，避免浪费。

　　过去我也不太相信吃饭喝水要分开这个想法，觉得一边吃饭一边喝水喝汤很正常。这是中国人的传统文化！可是后来协助带领了一次"21天饭水分离体验"的课程活动，让参加者尝试实践21天饭水分离，课程结束时听参加者的经验分享，许多参加者的病情都因此复原，无论是腹胀、便秘、腹泻、胃口不好、食欲过盛、口气等问题，抑或整体身体状况如湿疹、失眠、疲倦、口疮、口干、痛证等，只要跟寒湿或者虚火相关的问题，都有帮助，于是就重新思考了这种方法的好处。

　　其实过去长辈教育孩子，也会教孩子不要一边吃饭一边喝汤，这才是真正的传统智慧！以上医养生的观念来看，饭水分离也是一种锻炼！锻炼肠胃的消化能力，包括肠胃耐受能力。健康人身体如果湿气不重，津液流通，唾液分泌充足，只吃干的食物也不会觉得口干，可是如果体内有湿气滞留，导致津液不流通，反而会容易口干！所以体内有湿气才是导致口干的原因，只要湿气化开，就能解决干燥的问题。

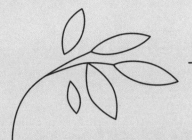

第六章

饮食养生
——促进疗愈篇

本章介绍进阶的饮食养生理论，

怎样通过饮食帮助身体加快疗愈，提升健康。

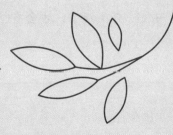

上医层次：如何让身体减少对食物的依赖，减少进食或戒除某类食物，顺应身体选择食物。

上一章介绍的上医饮食法则，主要是减少对精制加工食品和肉蛋奶的依赖，多吃粗粮、天然蔬果，属于食物类别的特性问题。本章进一步谈饮食养生的上医养生层次法则，介绍进阶的饮食观念问题，重点不是吃某些食物，而是如何"不吃"！

饮食养生之道中，除了要了解吃什么健康，不吃什么也十分重要！就好像学习一种治疗方法，首先要知道其中的禁忌，什么时候不可以用？可能会出现什么危险？

人体本身有自愈能力，只要不让身体受伤、过度虚弱，就有可能自然康复。中医学有"脾胃为后天之本"，就是指食物要通过脾胃消化吸收后，才能供养身体气血，饮食上如果吃的食物伤害了脾胃，导致脾胃受伤了，整个人的气血也会变得虚弱，百病丛生。因此传统上经常说忌口、戒口，就是提醒避免伤害脾胃。

忌口并不只是指某几种食物，而是如上一章提到的整个食物类别，而本章将进一步讨论吃多少、什么时候吃以及什么情况下要暂停进食等问题。

本章所介绍的上医层次饮食养生法则，除了在没病的时候进行，也适合在生病时进行。但就像做运动，如果平常没有训练，到了体弱时才开始练习就比较难。因此建议大家在没病时开始练习，一旦生病了，才会有信心实践。

饱食让人亏虚吗

在过去饥荒的年代常见虚衰的病症，可是到了今天富裕的社会，却还有不少人担心自己"营养不良"，这究竟是怎么一回事？从中医学上看，饮食的过饥与过饱都会伤脾胃，过于饥饿让人气血不足，过饱也可能让人变虚！

都市人经常过饱，很多孩子都没试过真正饿的滋味，成年人也甚少饿肚子多于一天。我们饮食通常不是因为真正的饥饿，并非肚子饿才吃饭，而是因为情绪（开心就吃、不开心也吃），或者因为习惯（定时吃），或者因为节俭（觉得不要浪费食物）。

诸多饮食原因，大多都不是身体真实的需要，当吃的东西过多，就会造成负担。人在年轻的时候，这种负担不容易察觉，但是随着年岁增加，即使吃同样分量的食物也消化不了，其实是自己一直吃东西过多而不自知。

经常饮食过饱对健康的影响，可以分为三个阶段。

第一阶段：堆积。当胃肠健康时，因为消化能力好，就算吃得多也不觉得有问题，饮食过多气血旺盛，多出来的部分身体用不完，也可通过各种途径排走，因此就算吃得多也不容易长胖，能够自我调节。但是，如果一直这样吃，身体来不及排走，气血变得浑浊，导致身体局部丰盛或者生疮，生疮的目的也是希望让体内的积聚从皮肤排走；再因为某些地方壅塞不通，气血难以流到这些部位，导致局部虚弱，就是各种文明病的特征。

第二阶段：变弱。当肠胃开始变弱，消化不了那么多食物，气血也变得虚弱，开始受不住同样分量的食物，吃饱了容易"饭气攻心"觉得疲劳，但由于人的食欲旺盛，吃多了又不行，心理不能满足，总是希望多吃一点，认为自己的疲乏是由于吃不够所致，形成恶性循环。其实并非因为自己真需要那么多，只是因为过去能够承担的分量现在已经承担不了。气血产生过多的部分，如果未能通过一定途径排走而留在体内，就会积聚在皮肤、内脏之中，尽管吃得不多却比过去更容易变胖，有些人会形容"喝水也会长胖"，其实是吃的分量已经过多了，只是过去身体还能排走而不察觉。

第三阶段：病起。当肠胃变得更弱时，难以消化食物，气血更加虚弱，进一步导致一身气血亏虚，继而感受各种邪气，产生疾病。

以上三个阶段，就像一个人从健康逐渐变成生病的过程。常说"虚不受补"，胃肠受伤了，怎样补都未必能补进去。

很多人以为，身体疲劳时，吃东西能够补充气力，却没想到身体疲劳的原因，可能就是吃太多导致的！饮食无疑可以给人体补充能量，但是吃多少才合适？吃饱就够了吗？可是有些人经常吃很饱也不长肉，或者吃得多也经常缺乏精力，可见吃饱并非健康的指标。

肠胃开始变弱，就会出现"饭气攻心"的现象，是指吃饭之后觉得神疲乏力欲睡，中医学称之为"气虚"。吃饱为何反而导致人气虚了？这是相当有趣的问题！首先"饭气攻心"这句话颇为耐人寻味，这本身并非中医学术语，但"饭气"这种表述方式，又很像中医学经常说的"气"，"气"这个字的繁体内有"米"字，本意即有从"饭"中产生供养人体"气"的意思，广义引申为各种食物之气、天地之气，并不只是吃米饭才会出现"饭气攻心"，各种食物吃太多也会出现。

《黄帝内经》中有一段话说："食气入胃，浊气归心，淫精于脉……"描述了食物进入胃中产生气之后，这"食气"可以上行到心，通过血脉流通周身。但要注意的是，这段话并非指"饭气攻心"的不适，而是气血流行到心与血脉的过程，这个生理过程不应该出现头晕欲睡，应该气力充沛才对。

虽然我们觉得，吃饭能够补充人身气血，但别忘记，食物进入身体，首先需要在胃肠中进行消化，通过人自身的气血去将食物"化成气血"（中医学称为"气化"），如果消化力弱，吃下什么就只能排泄出什么，无法化成气血。如果我们吃了难消化的食物或者吃得太多，在食物还未化生成气血之前，就先耗伤了自身的气血。道理就好像你要外出吃饭，但到餐厅之前必须要翻越一座高山，你还未补充体力就必须先付出气力。

所谓"饭气攻心"就是因为吃太多，反而使正气变得虚弱，并非真有"气攻击心"，而是气不够给予心，导致心气变得虚弱。吃太多不但使胃肠虚弱而出现短暂的疲乏，长期如此更会产生各样的问题。吃太多后消化不好，导致食物积滞，吃不下、便秘、腹胀是常见症状。如果脾胃虚弱，水也不能运化，水就会流到周身各个部位，造成中医学上"水湿痰饮"的病症，常见的如身体水肿、容易有痰、打鼾等，就是水向上流。水能上行其实说明身体不算太虚，如果正气更虚，水就会一直往低处流，从上到下可能出现的病症有：气短、哮喘、心悸、腹泻、尿频、湿疹等。

当然，无论你患哪种病，只要少吃一点，谨记每一顿饭最多七分饱，这是长寿健康的不二法门。想要健康记住中医学中的"饿治百病"，实乃金玉良言。

当七分饱就可以停下来不吃，关键是要"慢食"！有研究指出，人的饱足感觉往往会延后10分钟左右才出现，意思就是当我们感觉饱了，往往是10分钟之前的感觉，可是很多人不到10分钟就已经吃完饭，感觉还没饱就继续吃，往往过饱而不察觉。如果慢慢吃，将一碗饭花半小时甚至一小时来吃，以轻松自在的心情慢慢咀嚼，往往还未吃完一碗饭就开始觉得饱了！

上医练习30　七成饱

1. "常保三分饥与寒"，每一餐，吃到七成饱就停止。

2. 什么是七成饱？简单来说，七成饱就是"不饱"！让自己在还未饱之前停下来。当然不是什么都不吃，起码也要到"不饿"。比如吃一个便当，如果吃一个就十成饱，吃一半的时候其实已经开始不饿了。

3. 过程需要仔细咀嚼、慢慢吃，品尝食物的味道。如果吃得快、吃得急，往往会觉得不够饱。

4. 吃不完的食物不要浪费，可以准备盒子打包，待肚子饿的时候再吃。也可少吃多餐，避免一次吃得太饱。

为什么现代人经常过饱？其主要原因就是生活节奏太快，没空慢慢享受食物，狼吞虎咽，没有享受到食物的滋味，就要通过吃得更多来满足自己。

五层饮食养生阶梯

原来脾胃健康的首要法则，是不要过饱，也就是"减少进食"！七分饱是其中最易入门的方式了。试想想，我们的肠胃一辈子都在工作，你有没有给它放假几天？如果你的手脚肌肉整大都在运动不休息，当然十分劳累！肠胃也是一样，就算睡觉还在消化食物，可能一辈子也没有停下来，这样想起来，会不会发觉我们对自己的身体不太好？

上医层次的饮食养生，重视减少进食的训练，首先可以刻意"断食"，就是在一段时间内中断饮食，为的是加快身体康复疗愈。断食有不同的定义，广义是指不吃某类食物但可吃某些食物，例如吃素、食生也可以理解为"轻断食"；而狭义是指不吃任何食物，只喝清水，对身体最少负担，让肠胃彻底休息。

如果从饮食修炼的阶梯来说，一般经历这五个阶段：杂食、素食、食生、果食、食气（见图18）。

"杂食"是指同时会吃动物和植物，也会吃各种加工食品，甚至什么都能吃；"素食"就是只吃植物，不吃肉，甚至不吃蛋奶等各种动物性食物，那样身体就会慢慢变得轻盈，减少毒素堆积；再下一个阶段"食生"，不吃煮熟的食物，那么就要连谷类食物都要不吃了，主要以吃蔬果或果仁等食物为主；更下一

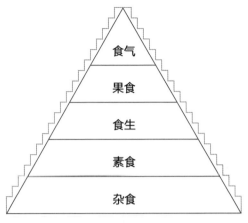

图18　五层饮食阶梯想象图

阶段"果食"，就是以水果为主食，连蔬菜等都较为少吃；更甚者养生可以达到"食气"的境界，就是连食物都不用吃了，主要通过吸取天地之"气"（即能量）来获得生命，不用依赖食物。

以上五个阶段并非完全截然分割，而是可以逐步提升，例如吃素的过程中多吃生食，杂食者也可以多吃水果，一般人也可以从比例上逐步前进。

说到这里，相信大家会特别关心"食气"的问题，觉得人真有这种可能吗？可以不吃东西而生存吗？我没有打算鼓励读者尝试完全食气，毕竟这是高阶的养生方法，并非人人都能够做到。

食气并非复杂的概念，其实每个人都是食气者！只是吃的比例多寡而已！如果以宽松的角度来定义，食气者也可以吃各种食物，这个世界每个人也可以是食气者！首先每一个人都需要呼吸，通过呼吸进行能量物质转化，人无法离开能量而生存。从中医学角度看，所有食物也有气、有生命力，那么一般食物也是"食气"的一部分，而非不吃东西才算是食气。

图19是以符合天地之道生活的人，以此饮食作为考虑，从上而下：首先，每个人都是食气者，需要从天地获得能量，如果能够获得充足的能量，那就可以减少吃往下的食物。如果食气所得的能量不足，那就需要得到其他补充，首先考虑水果（果食），其次是生吃其他蔬菜、坚果（食生），如果还不够，就需要吃煮熟的谷类、豆类等植物（素食），如果还不够，就需要吃肉蛋奶等动物性食物（杂食）了。越往下层，越属于浓稠的、精致密集的养分；越是往上层，就偏向于精微的无形能量。

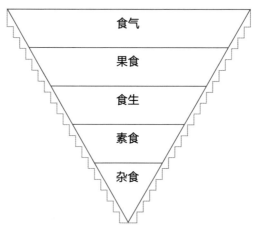

图19　五层饮食阶梯示意图（健康角度）

俗话说："有情饮水饱。"例如当一对爱侣在甜蜜恋爱的时候，连饭都不用吃了，时间过得很快，不觉得饿，看着对方就好；又或者当人很生气的时候，就吃不下东西，或者小孩子玩耍很开心就不想回家吃饭，这些背后都跟阳气充足有关。

上医练习31 **食气练习**

1. 到大自然中慢步，欣赏风景，放松身体，做腹式呼吸，在柔和的太阳下晒日光浴，这些方式都可以帮助你从天地之中直接获得能量。

2. 用"接地气"的方法，到大自然中，赤脚在草地、沙滩、泥地上走路，更可以整个人平卧下来放松休息。

3. 和大自然亲近之后，感受下自己的肚子，是否觉得没那么容易饿了？在吃饭的时候，感觉跟平常的饭量有没有差别？经常练习，我们就可以逐渐感觉到气足不思食的意义了。

断食加快身体疗愈

什么是断食？断食是以疗愈身体为目的，于特定时间暂停饮食或减少进食某类食物。断食有不同分类："水断食"是指只喝水，不吃各种食物；"汤水断食"是指可以喝汤水，但不吃汤渣以及各种固体食物；"果汁断食"是指可以喝果汁，但不吃水果以及其他食物；"水果断食"可以吃水果，但不吃其他食物；"轻断食"是不吃某类食物，或者短时间间断不吃某些食物，定义比较宽松，还可细分许多方法。在各种断食之中，以"水断食"最为严格，目的是帮助肠胃彻底休息，不用消化各种食物，帮助肠胃恢复功能，集中精力对抗疾病。

其实断食是动物的本能，如果你有养动物的经验，通常动物生病了，都会自己躲起来，不吃东西，作为动物主人或许会担心动物不吃东西是否不行？可是这就是动物帮助自己疗愈疾病的方法。

为什么生病时断食可以加快痊愈？一般人都会觉得，生病时应该多吃点东西吧！多点营养好得更快，可是实际情况刚好相反！在前一章介绍"饭气攻心"时已经提到，当我们吃进食物之后，变成营养物质之前，需要先经过肠胃的消化，而消化食物本身就要消耗自己的气血，因此如果吃了难消化的东西，或者吃东西太多，就会加重肠胃的负担，气血无法集中对抗病邪，疗愈疾病。例如《伤寒论》中提到，生病时需要忌生冷、黏滞、肉类、面食、乳制品等食物，目的都是避免增加肠胃负担，以加快疗愈。

断食的道理就像是一个人在爬山的时候，如果背着一个沉重的背囊，登山到一半时，已经很累了走不动了，这时候你会选择让他吃东西补充营养，还是让他放下背囊休息一下？当然是先休息才合理！的确也有人不愿意放下重担，选择吃东西，硬要走上山，那样就更累人。肠胃也是这样，如果身体比较健壮的时候，生病时继续多吃东西，气血充足的人或许还可以同时消化食物和对抗疾病，可是气血不足之人，就会将气血集中在胃肠，病情就难以康复了。这就是为什么断食可以帮助人加快疗愈。

断食不吃东西，可以做多久？这要根据人的体格和病情、断食经验等综合判断。不吃东西一两天，许多人可以轻松做到，也有人可以坚持更长时间。

如果是为了疗愈疾病，恢复健康，那么断食到身体已经康复，或者有减轻的趋势，就可以停止。如果断食过程中出现不适，也需要根据情况考虑是否停止。

断食要如何进行？分四个阶段介绍。

第一，心态调整。需要有正确的心态，如果担心断食会对健康造成影响，那就建议不要尝试了，毕竟这种信念已经对身体有负面影响了。断食并非教条，可以灵活安排开始和结束的时间。断食是为了疗愈，因此是一种喜悦的过程，而不是艰难恐惧的。

断食时或许会有饥饿感，需要我们学习如何面对饥饿感，以及分辨是不是真实的饥饿感觉。

上医练习32　感受饥饿

1. 断食期间会遇到饥饿感，这时候需要分辨，这种饥饿感觉是真的身体需要？还是只是一种习惯或者欲望？

2. 当饥饿感出现时，安静下来，暂停工作，感受这个饥饿感是什么原因？通常一般人想吃东西，并不都是身体需要，可能是因为习惯、劳累、上瘾、情绪、无聊、气味、奖励自己等各种原因。

3. 如果是生活原因，就直接进行处理，例如劳累了就休息一下，不开心就放松一下，有情绪就释放出来，看看过一段时间，饥饿感是否还在？通常解决了问题，饥饿感就会自然消失。

4. 如果解决了可能的原因，但是饥饿感还在，那就是真正的身体需要，因此需要停止断食，开始复食。

第二，事前准备。断食应该何时开始？其实任何时间都可以，一般建议是晚餐先吃少一点，然后睡醒之后，从不吃早餐开始。断食开始前宜设定一个目标，循序渐进，例如先断食一餐、一天、两天……按照自身经验而定，也要考虑这次断食应该使用哪类断食方式。断食前做好生活安排，断食期间身体集中疗愈自己，宜在舒适的环境，减少工作，让自己有更多时间放松休息，制订断食期间的活动安排，可独自或集体进行。

第三，断食过程。断食时保持适量运动，不宜只是睡觉休息，有些人认为断食要减少运动消耗，但不运动身体消瘦更快，运动可以帮助保持肌肉量；宜到大自然活动，晒太阳，呼吸新鲜空气，接地气等。

第四，复食。断食结束恢复进食的过程十分重要，肠胃休息了一段时间，需要逐渐复苏，就好像做运动前需要热身，否则容易受伤。复食宜循序渐进，吃容易消化的食物，如水果、稀粥，宜仔细咀嚼，不宜吃得过饱，不宜吃味浓难消化的食物。通常断食结束时，因为心瘾总想一下子吃很多东西，弄巧成拙让肠胃受伤。

以上只是非常概括的介绍，并不建议直接做长期断食，初尝断食可以先从简单一两餐开始。

上医练习33　周末断食

1. 周末断食是一种轻断食方法，比较容易进行，可以一星期有5~6天正常饮食，在周末放假的日子，进行1~2天断食。

2. 比如计划周日断食一天，那就在周六晚上吃最后一餐，开始减食，然后第二天早上开始断食，到星期一早上开始复食。

3. 断食也要根据自己的情况进行，可以只吃水果、喝果汁、喝汤水，或者实践"水断食"只喝水。

果食是人类最佳饮食方式

食气之下的一个层次是果食，又称为"果子素"，是指主要以水果为食的饮食方式。或许你会问，人可以只吃水果生存吗？

从饮食结构而言，动物可以分成四大类，分别为：肉食动物、杂食动物、草食动物和果食动物，人类从整个身体的各种结构来看，与果食动物最为相似！包括牙齿、口腔、唾液腺、胃酸、消化液、汗腺、大小肠、手足等的形态。其中特别是小肠的长度，肉食和杂食动物小肠长度较短，一般为体长的1.5～3倍，目的就是希望加快肉类消化和排出体外，减少吸收毒素；草食动物的小肠长度为体长的20倍，因为草类食物比较难消化，需要较长的小肠慢慢消化吸收；果食动物和人类的小肠长度相近，为体长的9～12倍，长度中等，适合消化水果和相对不粗糙的蔬菜叶子等食物。人类的肠道如果吃肉进去，不是不能消化，而是因为长度较长，容易将肉类中的毒素也吸收进人体内，现代人容易出现三高、肠道息肉、直肠癌等，可能就是这身体结构的原因。

有朋友会问，只吃水果是否不够营养？前文不是说中医学支持"五谷为养"，认为吃五谷最重要吗？的确五谷是比较补益，相对蔬菜水果就没那么补，问题看似是吃水果不够营养，但问题是我们身体真能将营养全部吸收吗？这首先涉及人体的耗损问题，《黄帝内经》中有"思伤脾"，想得多，就会影响消化吸收，就算胃的消化能力多好，如果一个人想得多就会吸收不好！因此多虑的人就会容易感觉气血不足，想要得到更多的养分，于是就更加依赖食物。如果一个人少思虑，他的气血通畅，就算吃得少、吃得简单，也能够有足够的营养，这就是一种"体内环保"！

在古代也有果食、食生者，他们通常都是一些修行者，被称为"不食人间烟火！"他们并非什么都不吃，而是吃得很简单，不一定会开火煮食，通常只是吃蔬果生存。

又有人会问："只吃水果会不会果糖过高？"同样的问题，你会问猩猩猴子，你只吃水果会不会果糖太高？问牛你只吃草会不会纤维太多？这样的问题都很笨！因为按照它们的生理结构，去吃符合自己身体需要的食物，不应该出问题。其实各种糖分吃太多也有问题，可是这里所说的糖分是指加工的糖类，例如葡萄糖、蔗糖、果糖、白砂糖等，其中所说的"果糖"一般不是指水果之中的糖分，而是指糖浆，是由玉米淀粉等经多种分解发酵步骤而成的人造果糖，这是许多加工食品例如汽水、甜点、饼干、冰激凌等都会添加，因此所谓果糖有问题是指要避免吃这类加工食品。实际上天然水果之中的果糖含量不高，直接吃水果并无此问题。

当然，因为现在都市人通常吃水果不足，以吃其他食物为主，如果一下子改为全吃水果，身体未必适应，因此宜循序渐进，按照身体反应来增加水果比例，这样对身体健康会有益处。

上医练习34　水果餐

1. 有时候可以吃一顿水果餐，就是整顿只吃水果，不吃其他食物，感觉身体的变化。

2. 初尝水果餐，可以让自己吃个饱！（当然不要过饱）毕竟水果容易消化，可以一次吃不同种类的水果，让自己感觉丰盛饱足。

3. 可以先在早餐时进行，早餐吃水果比较简单方便，而且容易消化。也可尝试午餐、晚餐进行水果餐，通常吃饱了之后，也不会出现吃饭吃肉那种饱滞感觉。

4. 当习惯了吃水果餐的感觉，以后还可以尝试"水果断食"，就是一天只吃水果，不吃其他食物。吃水果的时候，尝试在肚子饿的时候才吃，不饿不吃，看一天最少吃多少水果，或是一天不吃也不会觉得饿。

　　刚尝试吃水果餐，通常会觉得吃水果吃不饱，或者很快肚子饿，或者觉得吃水果比较贵。这类问题通常都会在实践过程中迎刃而解。水果餐肯定可以吃得饱，只是吃多少的问题。主要是饱的感觉跟吃其他食物不同，饱而不滞，清爽不油腻。吃水果餐的确容易肚子饿，可以少吃多餐，不一定要一次吃饱。吃水果餐觉得贵，主要看你吃什么水果。如果买当季当地的水果通常比较便宜，比如吃橘子，如果你用吃一餐饭的钱来全部买橘子，然后全部一下子吃下去，恐怕会比吃饭更饱呢！

一天需要吃多少餐

有没有想过，人为什么要一天吃三餐？民间流传一句话："早餐吃得好，午餐吃得饱，晚餐吃得少。"这句话成为许多人的健康养生法则，可是这并不完全符合医理。

这句话第一个重点是，认为吃早餐相当重要，要"吃得好"！当然，如果可以选择，应该每一顿饭都要吃好，谁会希望吃得差？要说吃得好当然人人都会赞同。可是现在已有不少研究显示人其实"不需要吃早餐"！

在中医古籍之中，没有叫人"一定要吃早餐"。从人体之气的规律来看，早上就好比春季阳气初生，早上醒来时整个人的功能也是刚苏醒，人的肠胃相对较弱，这时候吃东西不容易消化。就算要吃东西，也要吃得少、吃得清淡简单，容易消化。

况且，大部分人早上醒来的时候，其实也不是真饿，只是习惯吃东西而已，早上如果还要"吃得好"，不少人就会误以为"好"的意思是吃得丰富，那就更容易吃伤肠胃了。

再说午餐，所谓"午餐吃得饱"，只是满足了人的心理，感觉吃饱了很舒服，大部分人也希望每一餐都能吃饱吧！中医养生强调饮食"七分饱"，那就是"不饱"！《黄帝内经》说："饮食自倍，肠胃乃伤。"是指吃饱容易伤肠胃，这是自古已有的戒律，如果天天午餐都吃饱，当然是违背养生法则了。

从医理而言，正午是人体内阴阳气血转换的时间，气从外开始转入内，睡眠养生有"子午睡"的说法，就是说子时和午时（分别是中午和晚上的11时到1时）人体应该休息以顺应自然，因此正午的时间就好像午夜不宜吃东西一样，就算要吃饭也应该少吃为佳，不要让气血大量集中到肠胃去，干扰身体之气自然运作。

最后"晚餐吃得少"，是相对较为合理的一句，实际上任何时间进食，也是以吃得少为佳，饮食七分饱。更进一步而言，晚上宜比七分饱吃得更少！古人常言"过午不食"或者"入夜不吃"，太阳下山之后，人体正气入内，身体变得相对虚弱，夜间吃饭不容易消化，因此如果可以，能够在日落之前吃晚饭是较佳的选择，越是入夜就越适宜不吃或者少吃。

古今中外有太多不同的饮食方式，并不只有"一日三餐"，有些地方一天一餐、一天两餐，或者一天四五餐也有，没有硬性规定要吃多少餐。中国传统的饮食方式，如果以农耕人的生活来看，大多是一天吃两餐，有听说过成语"饔飧不继"吗？这句成语是指吃了上一顿就没有下一顿饭了，形容生活十分穷困，其中的"饔"是指上午的一餐（类似早餐），"飧"是指下午的一餐（类似晚餐）。农夫工作，一般都是凌晨四五时起床出去工作，然后十一时天热了，就回家吃饭休息，这时间介乎于现代早餐和午餐之间。而下午一餐，通常是上午煮多一点，到下午工作完毕就再吃完，一餐分两次吃，由于古时没有电灯照明，通常都是太阳下山之前就吃了，因此比现代都市人的晚餐要早。这样一天两餐的饮食方式，时间安排上是比较符合人体气血运行的，我在写《伤寒六经原意》一书时曾研究，人体气血每天会升降出入表里上下，正午时间气血偏向上部和体表，午夜则下沉到体内下腹，而上午和下午气血偏向集中在人体中央，是一天之中消化力较强的时间，所以一天上下午的时候饮食更为健康。

上医练习35　不吃早餐

1. 尝试不吃早餐，看看身体感觉如何？如果早上醒来，没有饥饿感，可以不吃早餐，如果不口渴，也不用特别喝水。有些人早上习惯喝一杯水，帮助排便，但如果不口渴就喝水，可能会导致体内湿气滞留。

2. 如果早上醒来觉得饿，也可以先等待一下，让自己活动和放松，看看过了10分钟之后饥饿感会不会消失？因为过去习惯吃早餐，早上醒来不吃会有想吃的感觉，或许不是真实的身体需要。

3. 如果真的肚子饿，或上午感觉疲乏不精神，当然也可以吃早餐，但同时要注意或许是平日身体锻炼不够或生活过于劳累所致。

其实许多人早上不吃早餐，也没有不适感觉！我也经常不吃早餐，除非当天上午工作较多，就会早上吃一点东西。如果吃早餐，一般选择水果，较容易消化。其实许多都市人不吃早餐也十

分健康，但是因为许多人相信"早餐吃得好"这句话，反而令不吃早餐的人感到压力，觉得不吃好像是对不起自己的身体！其实吃不吃，是看个人情况选择的，只要是健康的就没关系。

为什么人要一天三餐，我认为，这是因为人类增加了"工作需要"，是工业文明之后的产物，主要是为了方便人们集中上班上学。简单来说，就是让你吃饱就工作读书，累了就吃，然后继续工作，下班再吃准备明天继续工作。

这样说好像很夸张，可是想深一层，大自然的动物会一天几餐？会不会一天三餐？实际上自然界的动物都是"食无定时"！这是顺应身体的感受和需要，肚子饿就吃、不饿就不吃，并非要固定一个饮食时间，那样才是顺应人体、顺应自然。这样来看，能够不定时吃东西，其实是一种"幸福"！因为生活不用被工作捆绑控制，可以自由选择饮食时间，这也是为什么要打破一天三餐并不容易的原因，跟现代文明的工作生活方式有关，如果工作上可以允许你自由控制饮食时间，那就可以顺应身体情况饮食。

或者你会说："如果食无定时的话，我的肠胃会不舒服。"那说明你的肠胃比较弱，甚至已经患病，属于中医层次或下医层次的养生方式，这时候的确要注意饮食，如果平常习惯定时饮食，就保持过去习惯比较适宜。当肠胃健康了，就算没有定时饮食，或者有一段时间断食，肠胃也可以适应！不定时进食会导致肠胃不适，主要原因是过去经常饮食过饱，或者没有做到"饭水分离"，一边吃饭一边喝水，导致肠胃变弱，胃酸分泌增多，在中医学上就是胃火过盛了，因此如果一下子不吃东西，胃火太过就会导致不适。要一下子让这个火减弱还真不容易，不妨从逐步减少每一餐的分量，以及做饭水分离开始，以帮助肠胃逐步调整。

吃得少精力更充沛

连续几天断食对很多人来说并不容易，不妨尝试每天减食、少吃，除了每顿饭七分饱之外，一天只吃两餐、一餐，其实更容易实行。毕竟吃了　顿饭之后，胃口开了，就会想吃下去，因此一顿饭要七分饱往往不容易达到，通常到了十分饱才察觉，但是一天少吃一餐两餐，心中的欲望较容易控制，可以减少对饮食的期望。

上医练习36　过午不食

1. 传统有"过午不食"，狭义的理解是中午之后不吃东西，因此可以吃早餐、午餐，之后就不吃东西了，这可以理解为一天两餐。

2. 广义的理解，过午不食的午可以理解为"下午"，就是过了下午之后，下午四五点还可吃，黄昏晚上就不吃东西。

过午不食的精神，即尽量一天少吃一餐，较佳的进食时间是上午，由于晚上阳气收藏入内，相对消化力会下降。

过午不食也可以理解为一种"轻断食"，例如有人提出8/16断食法，即是一天8小时进食、16小时断食，其实时间可以随自己的情况而定，当然还可以有6/18、4/20等不同方式，大家按照自己的生活目标而定，让自己每天进行轻断食。

也有人的轻断食是以食物类别安排时间的，例如日间吃杂食、晚上就吃素，或者早餐吃素、日间吃杂食；也有人是日间食生，到了晚上就可以吃熟的素食，可以灵活安排，帮助自己逐步提升饮食的阶梯。

我几年前曾经参加过魏鼎（国际辟谷导师）老师的课程，明白了辟谷断食的理论之后，就立刻改变了饮食方式，坚持了半年一天只吃一餐！

上医练习37 **一天一餐**

1. 一天只吃一餐，可以选择午餐或者晚餐，如果生活工作能够自行安排，在上午或者下午吃更佳。

2. 实践一天一餐时，该餐的分量不宜过多，否则会有反效果！有人一天吃一餐，却一餐吃三餐的量，那样是本末倒置，失去了断食少吃的精神。

3. 既然一天只吃一餐，就应该选择最健康美味的食物！对自己身体好一点，不要随便吃垃圾食品、含添加剂的食品，污染自己身体。也要让自己慢慢吃，尽情享受食物的美味。

当时我博士刚毕业，在大学工作当老师几年，因为生活工作压力大，每天食量也很大，午饭的便当差不多是别人的2倍，因此养出了大肚腩，脸也是胖胖的。改为一天一餐之后，前两个月身体消瘦得很快，估计瘦了10千克左右，身体变得轻盈，身轻如燕，试想想看，如果一包米重量是五千克，减重十千克大概就是少了两包米的重量！因此每天早上出门上班，都想跑起来。当时感觉精力充沛，每天睡醒都很精神，别人看我瘦了很多，都以为我生病了，可是我知道自己十分健壮。而且腹部的六块腹肌重现，让我十分感动，因为我常笑说，这六块腹肌自从中学三年级"六神合体"之后，就再没有分开过，现在竟然重见光明，返老还童的感觉！

当时我自己安排的一天一餐，通常是只吃晚餐，为什么选择晚上而不是中午或其他时间？不是晚上消化力弱吗？的确晚上并非最好的消化时间，可是如果日间吃了东西，就容易勾起口腹之欲，会心痒想再吃，晚上吃了就算饭气攻心，还可以去睡觉，睡醒通常不觉得饿，因此一整天比较容易过去。而关于消化不好的问题，因为肠胃一天只吃一餐，日间肠胃大部分时间都在休息着，就算只是晚上要"开工"消化食物，其实已经减轻很多负担了。

很多人都问我，怎么做到一天只吃一餐的？其实秘诀很简单，就是我明白，肚子饿并不只是因为身体需要，而是因为别的原因。例如刚开始的时候，中午也会感觉肚子饿，可是我明白，这时肚子饿通常是因为劳累，或者是烦躁、多思虑，那么我就去自然环境中走走，放松心情，做点运动，或者休息一下，通常饥饿感很快就过去了！然后就可以继续生活工作。

最大的生活改变是，过去我吃完午饭之后，因为饭气攻心，就会想睡午觉，通常睡了之后下午还是觉得疲倦心悸，工作效率降低。自从改为一天吃一餐之后，中午不睡觉也觉得精神，下午也没有过去那种疲乏。我亲身感觉得到，吃得少是让人更加精神的方法！

那段时间看过一本书叫作《一日一餐的健康奇迹》（南云吉则著，如何出版，2012年），作者是一位日本外科医生，他实践了一天一餐，当时五十七岁的他样子竟然比三十岁还年轻。书中对实践一日一餐的要诀，我总结了两点：第一，理性地明白一天一餐的好处，可以帮助人启动长寿基因，修复身体加快疗愈，让人变得更年轻！第二，感性地享受饥饿感，因为人有饥饿感不容易！都市人长期饱食，没有饿就已经吃下一顿了；肚子饿的时候吃东西才是最美味的，饱了再吃就算多美味的食物也没食欲了；再者，当人习惯了一天一餐之后，慢慢就不会有这种饥饿感了，想要肚子咕噜咕噜响起来也不容易。

我实践了一日一餐两个月之后，继续实践了四个月，后来体重也没有减轻，稳定在一个重量。当时我下腹部还有一点小肚腩，我还想继续努力消除它，变成八块腹肌！我当时已经在做腹部运动、超慢跑有氧运动，可是还没有消除这块脂肪。可能一天吃一餐，还是营养过剩的！如果我真的要消掉这块脂肪，可能要两天一餐、三天一餐……

由此可以想到一个问题，既然一天一餐就营养足够，那么一天多吃的那两三餐，究竟是为了什么而吃的？食物可能穿肠而过，直接排走，又或者变成身体内的脂肪，变得肥胖，可是脂肪日益增多身体负担又增加，因此又要吃更多来提升自己的力量，形成了恶性循环。当肥胖者开始尝试一天一餐的时候，因为能量不足以满足这个体重的需要，于是会感觉身体疲劳，这其实是正常的，因为需要燃烧体内脂肪转化成身体的养分，故此一天一餐的过程，必须要配合适量运动，才能让身体感觉精神。

一天一餐可以让人感觉更自由！生活安排变得十分灵活，如果当天事情繁忙，不一定在某个时间吃饭，可以吃了午饭就不用吃晚饭，甚至偶尔一天不吃主食，只吃点水果也无所谓。饮食可以省不少钱！也可以节省许多准备餐膳的时间，给生活更多空闲，去做自己喜欢的事情。

除了一天一餐之外，例如多吃天然食物，少吃加工食品、难消化的食物，也可以帮助人提神。当你走上饮食养生的阶梯，从杂食进入素食，已经会感觉身体比之前精神，气力充足；再增加食生比例，就更加精神，我认识一些全食生的朋友，一天只睡四五个小时已经精力充沛；如果果食，每天吃水果的比例更多，人就会更精神了，这就是"气"充足的特征，越是往上，主要吃能量层次的食物，身体就会越轻盈，越是往下，主要吃物质层次的食物，身体就会越沉重。

正确选择适合自己的食物

整个上医层次的饮食养生观念，其中最核心的思想，就是要聆听身体的感受，选择最适合自己的食物。肉蛋奶类以及加工食品本身并非最适合人类食用，人们喜欢这些食物，主要是因为它们让我们上瘾、依赖了。多吃粗粮、天然的食物，多吃生的蔬果等，其实是回归身体本来需要。再来是进食时间的问题，什么时间吃东西？并不只是饥饿的时候，而是身体真有需要时饮食，饮食如果不是因为习惯、定时、口腹之欲，那就不一定要"定时进食"了，可以按照身体需要来随时进食。

中医学的养生观念认为，养生需要因人制宜，饮食养生亦然，需要按照每个人的体质特点选择食物，怎样才可以选择最适合自己的食物？基本层次当然是要通过学习，例如看书、参加课程，例如本书介绍了多种饮食方式，这些都属于理性的层次。可是，就算一种方法经过了客观的科学研究，这种饮食方式适合大部分人，也不代表一定适合你这个人、这个人生阶段的你、这个地区生活的你。就算是本书介绍的饮食方式，也有不同的锻炼层次，不一定适合每一个人。因此到最后，还是要通过自身的尝试，以自己身体作为"实验场"去测试某种食物、某种饮食方式是否适合自己。

你的身体就是最好的工具，帮助你判断哪些食物适合你！人体是最精密的机器，相信自己有能力判断。

怎样使用身体这个工具去选择食物？其实就是整个上医饮食养生层次背后的指导原则！通过有意识地感知食物，可以帮助你感受身体的需要。

上医练习38　意食练习

1. 意食强调要用心选择食物。首先有两大原则：其一，食不言，饮食时不说话，专注地吃；其二，心不语，心中减少念头，专注感受口中味觉。

2. 然后是三大意食方法：一是正念饮食，饮食时活在当下，专注觉察，不批判；二是觉知饮食，通过各种感官，察觉身心的感受；三是直觉饮食，以心的直觉感知能力，判断食物是否适合自己。

当你肚子饿的时候，如果是身体真的需要，你会选择吃什么？这时候不妨静下来，感受自己心中最想吃的食物是什么？可是由于现代人的饮食方式大多吃含有添加剂、调味料、煮熟过的食物，让我们成瘾了，因此开始练习意食的时候，不妨先考虑生吃蔬果，会更加容易感受食物的天然味道。

例如到水果店，看着不同颜色的水果，先感受自己喜欢哪种，缩小范围后，用手去摸一下喜欢的水果，体验手上的感觉，就好像挑选橙子那样，不同橙子摸上去的感觉不一样，就挑选自己最喜欢吃的。然后拿起来用鼻子闻一下，看看这香气自己是否喜欢。最后买下来，回家吃的过程，每一口吃下去，仔细咀嚼，慢慢吞咽，感受食物在口中的感觉，看看自己是否喜欢。继续吃下去的时候，感觉自己是否已经饱了，还是想继续吃下去。整个过程有意识地进食，不断反观自己身心的感受。

通过意食的方法，还可以帮助你戒除食物成瘾症！例如有人喜欢吃某种垃圾食品，试试看将该种食物放到口中慢慢仔细咀嚼一两分钟，慢慢吞下，仔细感受食物的味道。

为什么现代社会许多人饮食节奏急促，狼吞虎咽，就是我们吃的食物的确不健康，可是我们成瘾了，因此就选择"闭上眼"继续吃，赶快吃下去，不理会自己身心的真实感受，其实身体本身是不喜欢的，赶快吃下去就不用理会了。这就好像孩子小时候如果要喝苦药，都是憋着气吞下去一样，现代人的饮食大多如此。

以上两章饮食养生所介绍的方法，对某些人来说看似是不容易的挑战，其实都是顺应身体的自然饮食方式，只要我们愿意聆听身心的语言，让自己身心合一，饮食方式就会自然转变，不觉得这是难事了。

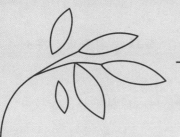

第七章

———

情志养生

本章介绍情志养生的基本理论，

加强自己内心的抗逆能力。

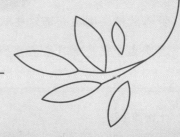

中医层次：通过转移情志等方式，帮助情志平伏，得到快乐。

上医层次：主动加快情志平伏，锻炼内心保持平静，加强内心的抗逆能力。

中医学的养生按天地人分类，分别为：四时、饮食、情志，其中情志养生最为重要，因为情志是唯一从内而生，直接影响人体内的气血，而四时和饮食也算是身外之物，间接影响体内气血。有一句养生谚语说："药补不如食补，食补不如神补。"就是说与其用药去补身，不如用食疗补身；与其用食疗补身，更不如用精神补养。这就说明了养生的层次问题，的确吃药是可以补身体，可是这属于下医层次的方法，通过食物补养已经算是上医层次的观念，而以精神情志作为补养，那是从根本处入手，可以说是上医之中的更上层次！

本章讨论的情志养生，可以说是整本书的核心！当一个人情志养生做得好，有时候其他生活方式没有做到十足健康，也可以长寿。

也许你会问，养生如果只分三大类别，不是还有很多其他养生方法吗？例如做运动、练气功，这算是什么养生？实际上这也是情志养生的一部分！因为各种运动的目的都是身心舒畅，就算是练功夫，最后也是要做到意动形随、形神合一、呼吸调匀、身心放松、刚柔并济这些状态。又如练书法也可以是养生方式，其养生重点是练习专注，如果内心一边想着其他事情，字就写不好了！当专注在书法上，内心就会变得平静。实际上还有许多的生活养生方式，例如音乐、旅行、棋艺、花艺、茶道、种植、房事、阅读、信仰、舞蹈、集藏、聊天、天伦、交际……如果最后能够帮助健康，也是属于情志养生范畴。

进一步说，就算是四时养生、饮食养生，最终目的都是情志养生！例如《黄帝内经》中介绍四时养生的时候，不断提及四季的情志变化特点，与四时相应，参考228页表8。

春季要心情舒畅放松，顺应"生"；夏季要积极生活工作但避免生气，顺应"长"；秋季要收敛神志，不如夏季般活跃，顺应"收"；冬季要心志向内减少欲望，顺应"藏"。可见，就算是四季养生提到的各种生活方式，到最后还是为了帮助情志，如何顺应自然而活。

饮食也跟情志有密切关系，西方谚语说You are what you eat（你吃什么就成为了什么），动物性食物，多吃容易令人情绪不安定，这就是荤食观念。荤食不但是指肉类，也包括各种动物性食品、酒类，以及五辛如葱、蒜、韭菜等植物食物，为什么就连这些植物也叫作"荤食"？"荤"这个字相通于"熏"，意思是这类食物经常有一股气影响人的心，让人心烦、头昏，成瘾依赖，故此有"五辛令人烦"之说，实际上吃动物性食物也会让人心烦意乱，影响人的性格情绪。因此为什么要吃素？目的并不只是为了身体，也是为了情志养生，减少内心烦恼，让内心恢复平静，多吃生的蔬果，能获得更多生命力。

由此可见，各种养生的最后也是来到情志养生！

表8 《素问·四气调神大论》四时的情志养生特点

季节	情志养生特点
春三月	广步于庭，被发缓形，以使志生，生而勿杀，予而勿夺，赏而勿罚
夏三月	无厌于日，使志无怒，使华英成秀，使气得泄，若所爱在外
秋三月	使志安宁，以缓秋刑，收敛神气，使秋气平，无外其志，使肺气清
冬三月	使志若伏若匿，若有私意，若已有得，去寒就温

情绪思想也会致病

在《黄帝内经》解说人体五脏六腑的理论时，有一段提到情志养生为什么这么重要：

> "凡此十二官者，不得相失也。故主明则下安，以此养生则寿，殁世不殆，以为天下则大昌。主不明则十二官危，使道闭塞而不通，形乃大伤，以此养生则殃，以为天下者，其宗大危，戒之戒之！"
>
> ——《素问·灵兰秘典论》

这里说的"十二官"是指人体内的六脏六腑*，体内各脏腑要健康平衡，身体才会健康。而各脏腑之中最重要的是"心"，心是所有脏腑之主，亦称为"君主之官"，心就好像君主统治国家一样统领全身。如果懂得心的养生则会长寿安康，周身各脏腑也会健康，如果心这个君主不是一个"明君"，那么其他脏腑也会变得危险！会使气血的通道闭塞，形体就会大为受伤，因此如

---

* "六脏六腑"，一般中医学说"五脏六腑"，五脏包括心、肝、脾、肺、肾，六腑包括胃、小肠、大肠、胆、膀胱、三焦。说成"六脏"，是增加了"心包"一脏，又名"膻中"，是"心的宫城"，有保护心的作用。

果不懂得心的养生，整个身体都会遭殃，体内脏腑就会大乱，所以必须要警惕留意！

当然这里所说的"心"，并不只是解剖学上的心脏，中医学上的心是指"气"的心，是无形的，心具有认识事物的能力，包括意识、思想、情绪、记忆等，情志养生即是"养心"。中西方的观念之中，都有对无形层次的心的认识，比如说："你是一个有心人吗？"当然谁都有心脏，但是内心的思想情绪，很多人都不一定感受得到。中医学认为"心藏神"，这个"神"就是指人的意识，是掌控整个人体的"君主"，如果一个人不认识自己的心，那么这个神就会发挥不好，导致身心形神分离，是气血不通的背后原因。心的养生之中，情志是关键！通过情志可以帮助我们认识自己的心。

情志是什么？情是指情绪，志是指意志，即思想的意思，因此情志养生就是指情绪思想的养生。中医学"情志"也有另一个解释，情志也是"七情五志"的简称，七情是"喜怒忧思悲恐惊"，五志是"怒喜思悲恐"，五志是将七情简化为五种，将悲忧归为一类，惊恐为一类，简化为五类的目的在于归类五行，与五脏对应起来。

情志之中，我们都很熟悉情绪，中医上特别将之叫作情志而不是情绪养生，关键就在于"志"了！什么是"志"？在《黄帝内经》中有一段话：

"心有所忆谓之意；意之所存谓之志。"

——《灵枢·本神》

是指心中有所记忆、念头，这叫作"意"，比如问你昨天午餐吃了什么。你想起来了，这就叫作"意"。当这个记忆（意）刻意存留下来，记住了，那就叫作"志"，比如每天都吃午餐，如果问你一个月前某一天吃了什么早餐，就未必能记住了，因为不是所有事情都要记下来，会记下来的，都是一些比较重要、深刻的事情。所谓"胸怀大志"，这个志向，实际上就是记住了一些重要的事情、理想，值得我们一直去追寻。

因此情志养生，除了包括情绪的部分之外，另一大部分是指人的记忆、思想、信念、性格的养生，实际上包括了整个人的心理的养生。

情志本身是中性的，人有情志可以帮助人气血流通，正常工作生活，可是如果情志出现问题，则可以导致疾病！《黄帝内经》之中对于情志致病，有两类理论，一种是情志与五脏对应，参考《素问·阴阳应象大论》的理论总结成表9。

表9　情志与五脏对应关系表

情志	所伤五脏
（悲）忧	伤肺
喜	伤心
思	伤脾
怒	伤肝
（惊）恐	伤肾

若情志太过，可直接伤害体内的五脏，表中列出了对应关系。倒过来，如果体内某脏出现病症，也可反推这人对应的情志问题，是因长期有这种情志伤害所致，因此中医师往往能够从患者的病症特点上，推论出患者的情绪思想甚至性格特点（见表10）。除了情志与五脏对应的理论，还有第二种理论是情志直接影响人体之气，参考《素问·举痛论》。

该篇原文是讨论"百病生于气"，列出了九种人体之气的影响，除了以上六种情志的影响外，还提到寒、热和劳累三种因素对气的影响，是总结了人体气的运动失常所导致的病症共九大类原因，其中情志占了三分之二，可见情志对人体气血影响是何等重要！

表10　情志对气的影响关系

情志	对气的影响
怒	则气上
喜	则气缓
悲	则气消
恐	则气下
惊	则气乱
思	则气结

情志所导致的疾病，如果是激烈的情绪思想，我们都会感受到身体不适，例如非常生气愤怒的时候，有些人会"怒发冲冠"，会出现头痛，甚至咳嗽呕血，有些人会因此出现心脑血管疾病而昏倒甚至猝死，这可以算是情志的"急性中毒"。可是当情志是每天出现，长期刺激，例如一个人长期看事情不顺眼，愤世嫉俗，批评所有人和事，那么他体内的气就会经常上升（怒则气上），导致气血经常往上跑，容易导致身体上部的疾患，也容易伤肝，也会因为自己不开心、心的气血不通，因此影响周身脏腑，导致百病丛生！这就算是情志的"慢性中毒"了。

情志养生的三层阶梯

　　当然最好还是防患于未然，未病先防乃为上策。从养生上看，最根本的养生就是平时如何让体内气血流畅，这就是最直接的情志养生了！因为人的情志直接影响气血运行，如果人有情绪出现，就会导致人体内的气往上（怒）往下（恐），缓和（喜）消耗（悲），甚至气血混乱（惊），结果就是影响体内正常的气血运行；如果一个人过于思虑，就会出现气血不通（结），气血不通则百病丛生！

　　因此情志养生的具体内容，是如何帮助人情志舒畅，减少思虑，达到气血流通，气血流通则百病自消。

　　情志养生可以分为两个阶段，参考四书五经中《中庸》的一段话：

　　　"喜怒哀乐之未发，谓之中；发而皆中节，谓之和。中也者，天下之大本也；和也者，天下之达道也。"

　　　　　　　　　　　　　　　　　　　　——《中庸》

　　这段话直接指出了情志养生的两大层次，首先是喜怒哀乐等情志如果没有发出，那就叫作"中"，就是"中庸之道"的中；

如果喜怒哀乐等情志发出，可是能够符合节制、节度，那就可以叫作"和"，即和谐、平和的意思。这里特别要解释"中庸"的含义，中庸并不是平庸、中间，中庸之道的"中"发音是念"众"，是"一矢中的"的意思，即百发百中、射中目标，正着红心中央，比喻"最佳点"的意思！

或者你会问，如果有情绪，但是没有发出来，不就是压抑自己吗？不是说情绪应该要适当宣泄，不应该压抑吗？是的，如果有情绪的话，是不应该压抑它，而是要顺应自己的心表达出来，"和"的层次就是提醒我们可以有情绪，只是情绪不宜太过分。喜怒哀乐"未发"，指的并不是压抑自己的情绪，而是情绪根本没有产生出来！例如在街上走路，被人踩到一脚，甚至将你撞倒了，你会有怎样的感觉？你会生气吗？会想哭吗？如果有情绪出现，那当然要宣泄出来，可是有些人遇到这样的事情，还能心平气和，说一句没事，甚至会倒过来问候对方："你有没有受伤？"

这就是人性的品格修炼！遇到同样的事件，我们可以有不同的反应，可是如果我们经常有情绪，那就难以做出最佳决定，头脑难以客观理性地思考。例如被人踩一脚，被人撞倒在地，也许别人是无意的，或者对方也是受害者，如果我们带着情绪去看，就好像戴着有色眼镜，总是看到别人的错，而无法站在客观的角度去看清楚真相。这就是为什么要实行"中庸之道"，需要先稳定自己的心。

更深入而言，凡是人都会有情绪，如果被人撞倒在地，相信谁都会有情绪从内心生起来，可是这个内心的情绪要不要呈现为自己的行为呢？如果内心很快能够调整，让自己看清楚真相，转换念头，这股情绪的气，就很容易在内部平伏下来，因此就无须向外呈现"发出来"，这就是"未发"的意思，未发并非完全没有情绪，而是有情绪但不用发泄，内心可以很快调节，比如遇事不怒、处变不惊，也是这个意思。

至于"和"的层次，喜怒哀乐"发而皆中节"，什么是"中节"？这个程度，看是用什么标准了，如果用传统的标准来看，常说"夫妻没有隔夜仇，床头打架床尾和"，这就是提醒情绪不要过夜，睡醒就要放下了；又如《圣经》说："生气却不要犯罪，不可含怒到日落"，就是提醒太阳下山之后，就应该放下白天的情绪。简单来说，情绪处理不应该超过半天一天，否则会伤害自己。

不少心理学著作也提出，转换情绪只需要"几秒钟"，当你有情绪比如生气的时候，只需要专注呼吸，几秒呼气、几秒吸气、几秒闭气，情绪就可以过去，如果之后情绪还在，原因就不只是情绪了，而是"执着"，头脑之中抓住这个情绪不愿意放下。当然如果几秒之中能够转换情绪，那其实已经是"中"的层次了！这需要经过训练，一般人如果能够做到半天一天内放下情绪，尤其是睡醒之后就能放下，我认为那也算是"和"的层次。

中与和，是情志养生的两个层次，"中"就是上医养生层次的情志养生目标，"和"就是中医层次情志养生的目标。因此中医层次讲求如何宣泄流动情绪，例如疏导、转移等方法。从中医层面来看，如果生气的时候，通过适当宣泄情绪，例如用表达不满等方式可以帮助自己释放情绪，恢复平和，那当然也是一个方法，只是这类方法或许会带来更多后果，让别人不高兴，对方的情绪反扑，又会让你再生气，永无休止。因此争取继续往上走，到达上医层次，才是治本之道。

如果"和"的层次也无法做到，在一天过后情绪还是持续，甚至经过了几天、几星期、几个月、几年、几十年还是放不下，那当然会伤害身体了！别说笑，情绪抓住不放，变成了长期的记忆。比如问问自己，到现在有没有一些人令你生气？未能够原谅？无法见面？害怕见面却不知道如何相处？想要修和但是还做不到？……这些也反映背后有一些情绪隐藏在心，它会导致心中有气郁结，这些结就会导致身体某个部分的气血不通，轻则表现为雀斑、老人斑，而脸上的斑点对应人体内的五脏六腑，因此实际上是体内脏腑出现不通，首先影响功能，重则导致器质改变例如出现肿瘤！这就是中医学上各种疾病的发病基础，《黄帝内经》说："邪之所凑，其气必虚。"就是因为先有情志郁结，导致体内正气不通变得虚弱，最后邪气就会侵犯该处，所以可以说，所有疾病都有情志的原因，与心结有密切关系（见图20）。

因此如果情志持续超过一天，对身体的影响是可大可小的，可能出现病态，容易到达下医层次了，需要通过治病解决。当人生病的时候，就往往会向外寻找原因，觉得是生活作息、饮食、细菌病毒等外在因素所致，而忘记了跟自己的情绪思想性格有密切关系。

本章专门讨论上医层次养生的情志养生方法，实际上就是锻炼自己的内心，提升"抗逆力"的修炼！是以保持内心平静为目标，让情绪不用发泄出来也可以平伏。本章介绍多个练习方法，让我们

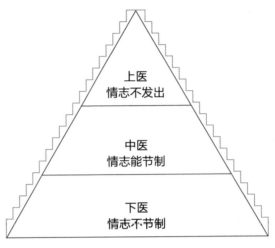

图20　情志养生三层阶梯示意图

一起体验如何帮助自己快速转换情志，以下介绍三种核心特质练习：享受宁静、不抱怨、感谢痛苦，是上医情志养生锻炼的三个层次，层层递进，帮助我们感受上医层次的做人特点（见图21）。

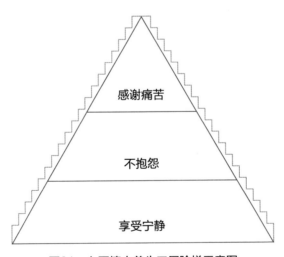

图21　上医情志养生三层阶梯示意图

为什么不喜欢宁静

上医练习39　享受宁静

1. 每天安排一些时间，让自己生活在宁静的环境之中。不开电视、不开音乐、不跟人说话，创造宁静的环境，享受这种感觉。

2. 享受独处，除了睡觉之外，安排时间让自己一个人生活，不与他人活动。

3. 甚至尝试参加活动，让自己连续几天不说话；或者一个人去外地旅行，过程中没有同伴经常对话，就会更加容易聆听内心的声音。

生活在大城市，每天总是处于各种声音之中，就算将家中所有电器关掉，有时候也会听到房子外的车声、空调声，不如农村宁静。长期在有噪声的环境中生活，容易造成心烦紧张，适应了就不察觉，就好像有些人回家就开收音机、电视机，长期适应了就变成一种背景噪声，增加了内心的压力。

可是不少人抗拒宁静，在街上走路坐车都要听音乐，回家也要开电视、收音机，为什么会这样？他们会说：因为自己喜欢听音乐，这样让自己感觉宁静，隔离外在噪声。听音乐本身没有错，可是有不少人是"音乐成瘾"了！依赖了音乐，不听音乐便无法享受宁静的感觉。

为什么人会不喜欢宁静？主要原因是内在有很多杂念思想，想用其他声音去掩盖它！可是内心难以平静下来，因此就用比较"暴力"的方法，用另一个声音去压抑这个声音，比如你的房子楼上正在装修发出噪声，你无法离开，于是你在家中开大音乐去掩盖噪声一样。

这样通过听音乐、看电视去帮助自己，消除头脑的声音，本身也算是一种浅层的静心方法，属于中医层次的情志养生方式，首先让自己头脑转移思想，过一段时间就忘记了之前的烦恼。可是这种方式有个毛病，就是转移了，可能会带来更多烦恼！例如大家都会有一个经历，听同一首歌时间长了，就算音乐停止了，头脑还是循环播放着这首歌，内心还是无法平静，因此要听另一首歌去转移它，转来转去还是没有平静。看电视也是一样，用繁杂的信息替代日常生活的烦恼，之前的烦恼是忘记了，头脑中却多了许多其他杂念，形成了另一种内心压力，没有真正放松下来。

人的头脑会有思想，可是思想过多会导致气血不通，是各种疾病的根源。因此要身体健康，首先要让头脑平静下来！如何平静？最直接的方法就是要习惯宁静。头脑有很多烦恼的时候，就像波涛汹涌的大海，停不下来，大海要怎样才可以平静？首先需要时间，要等待风过去了，海上的船减少了，然后可能经过一个晚上，大海就会逐渐恢复平静。

人的脑海也是一样！当我们安静下来的时候，头脑往往会感觉更辛苦，觉得自己头脑停不下来，因此就想赶快通过各种方法去压制头脑，不想面对这个内心烦躁的自己。其实并非安静的时候更加烦恼，是烦恼一直都在，只是过去没有留意它，当你安静下来，烦恼就更明显了。比如家中冰箱的声音，白天有其他噪声，当晚上把所有电器都关掉时，才发现原来冰箱一直都有声音，干扰自己。因此当我们开始留意头脑的杂乱思想时，往往是察觉力提升，开始进步的特征！这时候要学习不要批判自己，觉得自己为什么这么多杂念，而是要放松下来，继续保持宁静，让脑袋的杂念慢慢过去。

我每天有打坐的习惯，一般每天打坐两三个小时，其实每次打坐前半小时通常都还有许多念头跑出来，无法一下子平静，后来慢慢感觉到头脑的思想逐渐减少。在静心过程中头脑会有念头跑出来，其实十分正常，这就好像人睡觉的时候会做梦一样，所谓"日有所思，夜有所梦"，做梦其中一个功能就是为了帮助人清理头脑中的杂念记忆，通过梦境去释放出来。静心过程头脑会浮现许多东西，这就是"心灵排毒"的方式，将积压在心中的记忆放掉，让我们"归零"恢复平静。

生活中要做到"享受宁静"，是一种习惯。刚开始这样做或许会觉得闷，当我们习惯了，发觉其实没有各种声音的帮助，内心也可以逐步安静下来，这时候就戒掉了对声音的依赖，进入上医层次的情志养生，直接让内心平静下来，减少情志生起。

享受宁静还有一个更重要的原因，就是这样才能更认识自己的心。有一句话说："沉默是上帝的语言（Silence is the language of God）"要认识天地，首先要学懂宁静，而从中医学上看，心中藏神，如果我们要聆听得到内心真实的声音、了解自己的需要，那就需要让自己安静下来。

我曾经参加过"十日内观静坐课程"，要连续九天不说话、不玩手机、不跟外界联络，不跟其他学员交流，过程都是专注在内在，练习打坐，看着自己想什么。这样的过程并不容易！一开始很不习惯，担心很难"熬过去"。可是随着一天一天过去，头脑逐步减少干扰之后，中后段的日子就会觉得很舒畅，内心的杂念也逐步减少。记得到第十天离开课程的那一天，当我回到闹市之中，站在人来人往喧闹的地铁站，竟然有一种清明和抽离的感觉，觉得外在一切烦恼都与我无关，能够很客观地看着人来人往，没有被外界的烦扰所感染，内心稳定。这就是上医层次所追求的境界！

感受一下，当一个人能够做到这样的境界，他就不再怕闷了，根本不觉得寂寞，生活变得清淡简单，享受跟自己在一起的感觉，不用依赖一定要跟朋友一起生活，也不怕跟其他人相处的时候被他人所牵动。容易做到淡泊名利、少思寡欲、知足常乐，这些都是高尚情操的品质。

做一个勇于承担的人

上医练习40　　不抱怨

1. 无论遇到任何逆境，遇到不喜欢的人、事、物，也会处之泰然，不说批评埋怨等负面的话。

2. 遇到逆境时当然内心也会有情绪，但心不要被身外事物所牵动，这样就不会影响自己的身心和生活，以平静的心去看待各种变化，就可以积极以行动面对问题，不拖延、不逃避。

3. 逆境时尝试将问题"向内看"，考虑问题跟自己有什么关系，而不是都将问题"指向外"，认为问题都是身外的人事物所导致的。

"享受宁静"对于某些人来说是十分容易的事，有不少人是宅男宅女，喜欢待在家中，与世无争。这本身并无不妥，但是如果一个人只要跟别人相处，来到工作或社会之中，就容易产生情绪烦恼，不想跟别人相处，那样就代表自己内心有抗拒，宅在家也是一种逃避，需要进一步提升内心的抗逆能力。

愿意实践上医层次的情志养生，都是生命中的"勇者"！他愿意接受各种挑战，不会只是让自己舒服而拖延问题，而是会愿意看清楚问题所在，面对它、接纳它、克服它。

为什么他遇到负面的事情，依然能够保持内心平稳？主要是因为他能够"顺天应人"。生命中总会遇到负面的事情，这也是自然规律，就好像有白昼、有黑夜，有夏天、有冬天那样，都是自然规律，冬去春来，黑夜过去黎明就会来到。

各种逆境也是帮助我们更深地体验顺境，比如一个孩子从小到大多是在富裕的家庭成长，他没经历过艰苦的日子，身在福中不知福，从根本就不明白幸福是什么一回事，当他体验过缺乏，才能够真正体会富裕的幸福。

或许你会问，不抱怨是不是"阿Q精神"，只是自我安慰？首先，就算是自我安慰，本身亦无不妥，如果遇到负面的事情，难道都要别人来安慰你，你才可以开心起来吗？自我安慰也是成熟的表现，懂得关顾自己内心。当然，一般说的阿Q精神是指逃避、自我麻醉、掩耳盗铃，带有贬义的意思，而这里提倡的"不抱怨"，是鼓励我们要直接面对问题，不要逃避。

举例说，有朋友欠你的钱，一直拖延没有偿还。任谁都会觉得郁闷生气。这里提倡"不抱怨"，并不只是心中说一些原谅的话，然后什么都不做，而是我们可以承认自己的责任，并不只是将问题指责别人。比如当初为什么要借钱给他？是否自己没有看清楚情况？还是明知道他可能不还钱我也是愿意借？拖延没有还，我有没有去追讨？有没有积极面对问题？如果真的还不了，我会选择一直生气下去吗？

"不抱怨"并非逃避，如果别人有责任，我们还是要去指出对方的问题，只是在这个时候内心不需要纠缠在情绪上。不抱怨并不是纵容罪恶，放弃解决问题，而是我们继续面对问题，甚至可以带着爱，去看待每一个人就算做错了事情，也是值得被体谅的。

在《向愈》一书，书末最后一个练习叫作"内自醒"，其中就引用孔子的一句话："见贤思齐焉，见不贤而内自省也。"见到好的人我们要想如何跟他平齐，学习像对方一样；见到不好的人，我们不是要去批评对方！反而是倒过来，反省自己，有没有对方的问题，我们是否只是五十步笑一百步？实际上，所有别人的问题，我们自己也一定有过，只是这个"有"并不是一定做出了什么行为，而是指人性的黑暗面，凡是人都会有负面的思想，只是我们是否允许这些想法做出来而已。当我们不喜欢某些人的情绪、性格、行为，这往往也代表我们讨厌自己内心的黑暗想法，因此我们也会讨厌别人。

比如我们不喜欢朋友迟到，那就代表我们也不喜欢自己迟到。或许你会说，我没有迟到啊！对啊，就是你不允许自己迟到，所以你都很准时！人都有阴阳两面，大部分人都希望自己做到"阳光"的一面，做个好人，一定要守时，可是这同时就会抗拒另一面了，讨厌"黑暗"的一面，不想做坏人，不可以迟到，当我们批判自己内心迟到的想法时，每当遇到别人迟到，也同时触动到自己内心的阴暗面，因此就会产生情绪。

遇到别人迟到的时候，如何可以做到"不抱怨"？简单来说，这时候就跟自己说"我也是一个迟到的人"，看看自己能否接受。相信每一个人都曾经迟到过，如果我们接纳自己曾经也犯错，那就容易接纳别人了。

不抱怨的精神，就是不要推卸责任！认为一切问题都跟自己有关，就算是别人犯错，我们是处于共同的社会之中，社会的问题也是我们有责任去承担的。因为别人的问题，我也有，并不只是要改变别人，而是我也要一起参与改变。当一个人的心越是宽容，尤其是对自己宽容，愿意承担自己的责任，就越能包容这个世界所发生的问题。

你可以痛而不苦

1. 生活中遇到痛苦的时候，从正面去想，这是给我什么样的磨炼？帮助我学习什么？

2. 有情绪时首先让自己感受痛苦，适当的宣泄情绪，可是不要让自己停留在情绪之中，深呼吸几口气之后，冷静下来，看看为什么会牵动情绪，需要怎样的行动。

3. 当自己察觉到痛苦的发生与自己有关，接纳事情发生的必然性，然后就可以感谢事情的出现，它是为了帮助我们进步成长。

不抱怨是感谢痛苦的基础，感谢痛苦是不抱怨的提升，不但是停止负面思想而已，更是积极地将痛苦转化为正面力量！

我念大学的时候，有一次天雨路滑，因为追赶公交车而滑倒，不但赶不上车，而且膝盖破损一个深的伤口，脚踝也扭伤了。好不容易回到宿舍休息，躺下来才感觉自己实在痛苦。这时候突然想到，就算一个人哭起来也没用，为什么不让自己笑一下？然后我对自己说："好爽啊！这个痛好刺激！哈哈哈！"说出声让自己放松下来，笑一顿。有趣的事情发生了，大概不到5分钟，好像疼痛没那么厉害了。

这让我体会到，抓住痛苦的时候，情绪就不流通了，痛苦只会一直都在；相反，接纳自己的问题，以轻松愉快的心情面对，气血容易流通，因此病苦就会快一点过去！这就是为什么人可以"痛而不苦"，疼痛是身体的感觉，苦是内心的感受，疼痛可以导致内心觉得苦，可是这个苦也只是一种情志而已，情绪可以转变，思想可以转念，只要心念一转，身体的感受也会同步变化。

除了这类具体身体的痛苦之外，人生中也会遇到许多痛苦，例如失去自己喜欢的东西、家人、好友、爱人，这些都让人痛苦，如何让这些感受快一点转变？其中关键点是——我们是否愿意去转变！

有一个小故事这样说：一个孩子将手伸进瓶子里拿糖果，当他抓了一把糖果的时候，手腕就被瓶颈卡住了，手疼得拔不出来。如果你是这位孩子的妈妈，你会让孩子怎么做？很简单！"你放开手就不痛了"。放下执着，就是让人不痛苦的直接方法，可是问题是我们很多时候都抓住痛苦不放，以为这是"糖果"，很想要抓住不放，到最后反而什么都抓不到。

举一个身边的例子，我在中学时曾经不小心弄丢了钱包，当时就觉得麻烦了！身份证不见了，怎么办？过了几分钟，我确认钱包无法找回来之后，我就想着，既然无法挽救了，为什么要不开心？为什么现在不直接开心起来？然后我就想钱包不见了有什么好处。可以买一个新的钱包，也可以更换一张新的身份证，一切都可以重新选择。如果你不见了钱包、手机的时候，你会用什么样的态度去面对？

以上的看法已经是基本层次了，我曾经听一位朋友说不见了钱包，如果是被偷了，比丢进水沟要好！因为起码钱是到了有需要的人手上。这种想法真是太积极了，首先不会被贼人偷东西就是"错"的观念去绑住自己，抱怨对方就在伤害自己。其实东西不见了就是不见了，如果这个时候生气，只是"用别人的错来惩罚自己"，那又对自己有什么好处？

这类"转念"的正面思考方式，需要从小锻炼！这个"小"首先是指小时候，如果小孩在成长过程中，父母就教育孩子如此思考，孩子长大后抗逆能力自然更高。更重要的是，从小事情开始训练，比如你不小心丢了10元钱，你是否觉得难过？或者只有一点点，但一般都会很快忘记。但是如果不是10元钱，是一千元、一万元甚至是一百万元被骗了，输掉了你所有的资产？当我们经过这种"心"的容量训练，那就会慢慢形成处变不惊的性格。

当我们真的为自己生命负上全责，不再怨天尤人，明白所有一切的事情发生在自己身上都是有原因的，才会逐渐从内心生起感恩，感谢痛苦、感谢伤害你的人、感谢你的敌人、感恩苦难磨炼……因为这一切，都是来帮助你成长的。就好像孟子所说的一段话：

"故天将降大任于是人也，必先苦其心志，劳其筋骨，饿其体肤，空乏其身，行拂乱其所为，所以动心忍性，曾益其所不能……然后知生于忧患而死于安乐也。"

——《孟子·告子下》

这段文字相信大家都熟悉，生命之中承受各种身心痛苦，也是上天给你的训练、考验！目的是提升你的能力，帮助你日后胜任各种挑战。所谓"能力越大，责任越大"，是因为你有这个能力，你才会得到这些挑战！

　　生命之中的一切痛苦都有背后的含义，是为了准备未来的挑战，只是或许当下我们未能明白原因，要等到面对更大挑战时才能明白其意义。孟子那段话最后说"生于忧患而死于安乐"，正是本书之中提到的上医养生精神，为什么要在没有生病的时候接受锻炼挑战？正是为了让自己的身心更加强壮健康，为了未来做更好的准备，如果只是贪图离开痛苦让自己安逸舒适，其实只是逃避问题，问题始终会接踵而来。既然如此，即使面对痛苦，我们也可以尝试欣然接纳，这就好像运动锻炼一样，过程虽然辛苦，但也是一种"爽快"的感觉吧！

如何达到情绪平稳

以上三节提到了上医情志养生的三个阶段，基础是让内心习惯宁静、享受宁静，做到情志不发出来的"基本功"。但是人是群体动物，跟他人相处的时候总会遇到不顺心的事情，这时候训练内在的宽广度，承担问题的责任，习惯不抱怨，那样可以让情志更容易平静。进一步的练习，不但是要平静，而是怎样提升自己，在逆境之中还能感恩，人生就容易得到快乐！不只是吃喝玩乐才让自己开心，而是就算逆境风浪，也是喜乐的泉源。

要做到上医层次的情志养生并不容易，是一场人生的修行！本节分享六种上医层次的情志养生技巧，是以上提到观念的灵活应用。

上医练习42　抽身回看

1. 当你身处逆境的时候，比如手机不见了，当下这一刻虽然觉得难以解决问题，想想看现在这个问题，10年之后还是否存在？10年之后想起这事，情绪还会不会被牵动？

2. 如果10年之后都烟消云散了，那么近一点，1年之后如何？1个月之后如何？1星期之后如何？

比如亲人离世了，当下那一刻会感到难过，允许自己悲伤哭泣，这是人之常情，可是，你想这个悲伤会持续多久？十年之后还悲伤吗？一年之后呢？可不可以让自己快一点从悲伤之中回来，不再沉溺在情绪之中？

你可能会问，亲人离世的时候，怎么可能开心快乐？在《庄子》之中记载了一个著名的故事。

庄子妻死，惠子吊之，庄子则方箕踞鼓盆而歌。

惠子曰："与人居，长子老身，死不哭亦足矣，又鼓盆而歌，不亦甚乎。"

庄子曰："不然。是其始死也，我独何能无概然！察其始而本无生，非徒无生也而本无形，非徒无形也，而本无气。杂乎芒芴之间，变而有气，气变而有形，形变而有生，今又变而之死。是相与为春秋冬夏四时行也。人且偃然寝于巨室，而我噭噭然随而哭之，自以为不通乎命，故止也。"

这段文字说，庄子的妻子过世了，庄子蹲在地上，敲着瓦盆唱起歌来！惠子来吊唁，见状就说，你的妻子跟你一辈子、生儿育女，现在老死了，你没有哭泣悲伤就算了，反而在敲盆唱歌，是不是太过分了？庄子回答了一段很有智慧的话，说自己不是这个意思，他当然悲伤感慨，可是细心观察之后，明白人还没来到这个世界之前，本来也是没有生命、无形体、无气息，后来到了这个世界，就有了气息、有了形体、有了生命。现在死亡了，只不过像春夏秋冬四季的规律一样而已。我的妻子已经回归就寝在这个天地的巨大寝室之中，如果我在这时候悲伤痛苦，那反而是违背天地之道啊！所以我就不再哭了。

　　庄子这段话千古传颂，乍眼看好像很难懂，但其实是他深明天地规律，人死不能复生，死亡也是自然规律，何须执着？悲伤始终都会过去，只是要沉醉多久。亲人离世，悲伤其实很多时候都不是因为人死，而是因为自己失去了亲人，触动了自己内心的情感。但是想想看，如果站在死者的角度来看，如果死者是你的至亲，他在天之灵看着你，会希望你一直悲伤痛哭，还是希望你开心快乐？

　　现在有不少人举办丧礼，选择用轻松愉快的方式呈现。例如我曾经有朋友离世，他们一家准备了一本相片集，给朋友回顾他一辈子的丰富经历，也嘱咐来参加丧礼的亲友，都要穿上鲜艳颜色的衣服，一起为这个生命的"毕业礼"庆祝！当然，不是每一个人都可以接受，在亲友离世的时候像庄子那样唱歌，但起码我们可以在内心保持平稳，默默为死者及其家人送上祝福。

上医练习43　选择快乐

1. 每天早上睡醒的时候，先问自己一个问题："我今天希望快乐吗？"也许你会问，当然谁都会选择快乐！但是很多人早上醒来就是带着负面情绪，眉头深锁地出门上班上学。

2. 每当自己不开心，有负面情绪的时候，先让自己深呼吸几口气，再问自己："我会选择快乐吗？"

3. 可以尝试让自己笑起来，先是微笑起来，继而是大笑，笑出声，持续几分钟，可以很快转换情绪。

　　情绪是可以转化的，只要你愿意就可以及时转化。人为什么抓住某种情绪不放？可能因为觉得有情绪是不对的，反而不原谅自己有情绪；或者觉得事情出现一定有对错，因此就要以某种情绪回应，例如被人伤害应该要愤怒生气，失去东西应该要悲伤，天灾出现要恐惧……这其实只是习惯而已，为什么不可以用别的方式去应对？

　　有一种新兴的减压运动，叫作爱笑瑜伽（Laughter Yoga，又名大笑瑜伽），提倡多笑可以帮助身体健康，其中的练习往往是一起大笑半小时甚至一小时！有没有试过，当一群人一起笑的时候，你也会不自觉地跟着笑起来。这是因为笑、喜悦是一股气，这股气会感染身边的人一起转变，就算没有其他人在笑，只是自己笑起来，一开始可能会觉得这是假的，但是当"假戏真做"之后，慢慢就会真正笑起来了。

　　快乐是一种选择，同样不快乐也是一种选择。有些人会觉得：

"不是啊！不是我不想选择不快乐的，而是我的人生真的痛苦！"
的确，人有悲欢离合，遇到不如意的事情会感到痛苦，有情绪本身不是问题，可是在逆境之中，为什么不可以感恩？为什么要抓住自己痛苦的情绪去伤害自己？有些人其实真心享受负面情绪，喜欢自我虐待！觉得我失去了东西，或者得不到自己想要的，就要呈现出受害者的感觉，目的就是希望别人来同情可怜自己。这样就是习惯依赖别人来拯救自己，却忘记了自己才是生命的主人。

主动选择快乐，可以消除各种痛苦，爱可以胜过一切情志，就像光明能够消除黑暗一样。快乐的关键点就是——选择！首先要觉察自己已经掉进负面情绪之中，清醒过来知道自己可以选择，那样才有力量转换。要做到这种觉察，前提就是要"活在当下"，即是感受现在，不眷恋过去、不多想未来，那就是别想太多了！感受这一刻的情绪，就可以做到随时放下。

上医练习44　一体两面

1. 就像一个硬币会有两面一样，尝试看到所有事情的两面，所有负向的事情，都可以看到正向的一面。

2. "一体两面"的练习就是尝试将所有负向的事情，用转念的方式思考它的正向意义，建议用在负向特质上，让自己看到更多的正面特质。

3. 例如你觉得自己有经常拖延的问题，从另一面看拖延就是"等待"最适合的时机，因为时机还未到，硬要做就会费力。例如你感到孤独，觉得没人明白自己，另一面看就代表你独立，没人明白自己的时候也愿意坚持。

比如你觉得自己懒惰，不够勤劳，这看似批评的说法，从另一面看，则代表自己懂得"省力"，善于休息养生，不会让自己过劳，用最快的方式解决问题。这样说或许大家还是会批评"懒惰"，我曾经听过一位演讲家，他分享自己曾经访问比尔·盖茨，听说他聘请中高层的主管时，会聘请面试者之中最"懒惰"的人！他问比尔·盖茨这是不是真的，的确获得了他的首肯。为什么会聘请懒惰而不是勤劳的？这是因为勤劳的人，做事情往往会过分认真，为了展示自己的勤劳，会做非常多的准备，思前想后，构思出多种后备方案，做多次演练尝试，于是从A点到B点就绕了好多弯路才能到达；懒惰的人，因为他想用最省力的方法到达目的地，从A点到B点一定会选择最快速的捷径，直冲过去，因此会给公司节省许多时间和金钱！

比如有些人很讨厌"工作"，觉得上班都是给人打工，帮老板赚钱，可是如果你不愁钱，不用上班工作，或者你就没有动力去学习提升自己了，你就难以发掘自己未知的潜能。

又如各种天灾的出现，地震、台风、洪水等，都会带来各种破坏，可是每次天灾的时候，人们就会放下自己的生活，重新思考人生，也会凝聚起来守望相助，展现人性的光辉。这些都提醒人们生命无常，不要只为物质生活、赚钱享乐而营营役役，需要珍惜生命，学习如何照顾自己的健康，争取机会去完成自己的梦想。

一体两面是一个很好的转念练习，帮助我们从负面思考之中抽离出来，让自己看清楚事情的两端。

1. 如果你面前有半杯水，你有什么感觉？觉得："哎呀，只有半杯水而已！就快不够喝了"；或是觉得："我还有半杯水呢，还可以慢慢享受"；还是觉得："这就是半杯水，半杯就是半杯，不多不少"。通常会有这三类感受。

2. "半杯水"是个比喻，是指面对一件事情，以悲观还是乐观态度面对。可以应用在生活的各种事情上，例如你的银行账户现在有些钱，你觉得怎么样？觉得自己是贫穷还是富有？

3. "半杯有水"的练习有两步，首先尝试看到所有事情的两面，然后回到中性的视角看待事物，不做评断。

"半杯水"的道理，相信很多人都听过，一般是指乐观思考，鼓励人们可以从另一个侧面看待事物，这就像"一体两面"的练习。半杯水帮助我们学习知足常乐，因为快乐不在乎拥有得多，而是在乎计较得少，只要不与人攀比，内心就会容易平静。

半杯水道理的基本目的是训练正面思考的能力。如果现在连半杯都没有了只剩下几滴，你还会开心吗？"啊！我还有几滴水！"甚至如果你一滴水都没有了，你还会不会说："我还拥有一只杯！"比如一张白色的画纸上，如果不小心弄了一个黑点，或许就会觉得这张画纸被毁了！可是为什么不聚焦在剩下大部分的白色空间之中？而且就算有黑点又如何？还可以继续画画，这个黑点也可以是这幅画的创作点。这也是学习不抱怨甚至感谢痛苦的范例。

半杯水练习只是基础，这里提倡的是进阶版，叫作"半杯有水"练习！首先，就算是再乐观的人，也会有悲观的心态，乐观和悲观并非对立的，而是可以并存。例如当你说："这杯子一半有水"的时候，心中自然会想到反面："这杯子另一半没水"。人的头脑很聪明，总会有二元分化，例如有人赞美你很帅很美的时候，你会怀疑他说的是不是真心话？是否有谁觉得我不好看？又如有人说"你现在很懂得沟通"，你就会想到反面"我过去是否不懂沟通？"人的头脑总是同时存在有与无、黑与白、对与错、悲与喜。

这里特别提醒，有不少心理学家提醒："正面思考也可以是毒药！"正面思考本身没有错，可是如果只是正面思考，而忽视了真实的问题，那会十分危险！例如家中没有粮食了，却说："不用担心，一定会有的。"然后什么都不做，等着上天拯救，那可能真的会饿死。

临床上有一类抑郁症患者，他们并非悲观，而是觉得什么事情都可以做到，叫作"阳光型抑郁症"，习惯把委屈、郁闷、愤怒等情绪收藏起来，只是展现自己正面愉快的一面，让人感觉自己很阳光。有些朋友总是做很多事情，不断尝试新的事情，这样的人不让自己停下来，要特别留意他们内心是否真的平和。一个人表面好像都很好，内在却充满情绪烦恼，这虽然也是"喜怒不形于色"，但其实是另一种逃避！上医层次的情志养生，并不只是外在表现的平和，而是尊重内心是否真的平静喜悦。

这就是"阴阳平衡"的问题，人的情绪有阴有阳，人有喜怒哀乐，不可以只要快乐而不要痛苦。看到自己内在负面的情绪，才可以帮助我们全面认识自己，成为一个完整的人。

"半杯有水"的进阶应用，是看到了阴阳正负两面之后，还要让自己回到中性。人面对事情所产生的感受，可以分为三类：苦受、乐受、不苦不乐受。面对同一件事情，可以感觉痛苦，也可以感觉快乐，这就是苦受和乐受。例如跑步，有人会感觉辛苦，也有人感觉快乐！本书所提到的各种上医养生技巧，也可以有这两类感受，这也是负向和正向的思维习惯。除了这两种外，还有一种，叫作"不苦不乐受"，就是中性的视角，不分正负，半杯水就是半杯水，不用刻意让自己要有正向和负向的想法，不偏颇在一侧。

这其实就是"中庸之道""喜怒哀乐之未发"的真正含义！其中也包括了"乐"，就是快乐的情绪也不用刻意发出来，不是所有事情都要快乐才对，而是让自己内心平静。要做到这一点，保持中性地去看待事物并不容易。首先需要我们完全看透两端：正与负，当我们明白了两端、两面的看法，还能保持平衡，觉得两边的看法都无所谓，都可以接纳，那时候就容易沟通彼此了。在《中庸》之中说了一段话：

> "子曰：'舜其大知也与！舜好问而好察迩言，隐恶而扬善，执其两端，用其中于民，其斯以为舜乎！'"
>
> ——《中庸》

孔子说，舜真是有大智慧的人啊！他喜欢提问，又善于观察分析别人的语言，隐藏别人的恶而宣扬别人的善，看到善恶这两端，然后用最佳的方式让人接纳，这就是舜的高明之处！

这段话中有五个层面：第一，要看到善恶两端，要有卓越的观察能力，不然一般人都会偏颇在一侧；第二，隐恶扬善，就这样听好像是乐观思考，可是同样要看到恶，让善恶两端的人能够沟通；第三，隐恶扬善，并不是完全隐藏恶、不理会恶，逃避负面，而是让恶也能被接纳；第四，隐恶需要更大的爱心包容，需要站在他们的角度理解他们，保持中性的角度不批判恶；第五，"用其中于民"的"中"是中庸之道的中，是指最佳点，并不是善恶两边的中央，也不是扬善而对抗恶，而是做到两边的人能和解，最后达到社会的真正和谐。

这就是为什么"中庸之道"这么重要！因为当我们情绪平稳的时候，才能够有如此心胸，去沟通彼此，如果我们执着要正面思考而压抑负面，那就始终没有解决问题，真正的"中庸之道"，是看清全局，看到各种极端，仍能保持客观的处理问题。中庸之道本身是用在治国上，例如社会上总是会存在不同政见的人，如果我们只愿意看到善，而不愿意接纳恶的人，不承认他们也是这个社会的一部分，那么整个社会就一直处于内部抗争而裹足不前，带着中性的接纳胸怀包容彼此，是社会提升的关键。这就是"上医治国"，因为上医层次能够做到这种"喜怒哀乐之未发",帮助人看到内心真正的问题,达到社会和谐沟通。

上医练习46　百折不挠

1. 当你遇到别人的批评、反对时,将这力量视为自己的动力,帮助自己改变。

2. 一般人被人批评的时候,都会觉得内心受伤、委屈、软弱,觉得自己被误解,百感交集。不妨感受完这些情绪之后,深呼吸几口气,帮助自己转念,想想对方是在帮助自己。

3. 例如被人批评,你不懂得表达沟通,尽管你已经觉得自己很努力去表达沟通了,别人仍觉得你不懂。这时候,深呼吸一下,接纳自己,尝试用别的方式去表达,一再尝试直至成功为止。

别人的批评,就像一个"此路不通"的路牌一样,告诉你这样走不对,会比较辛苦,指引你往别的方向走。当然我们都希望道路是一路平顺的,可是路的方向不对,无论你怎样努力走下去也是枉然,既然有人告诉你现在的路不对了,为什么不听从指引?

有一句名言:"没有失败,只有回馈。"别人给你的批评,都是因为爱!所谓"哀莫大于心死",如果别人不爱你,就不会批评、留意你了!只有真心的朋友才会愿意指出你的错误,愿意冒着让你生气的危险来批评你,批评你的看似是敌人,实际上是你的亲密战友!因此才说"感谢你的敌人",因为他们帮助你快速成长。

曾经听说一个故事，日本有一位被誉为"推销之神"的人叫作原一平，他从事保险业，初时不懂如何推销，他曾经努力改造自己，每个月策划一次"原一平批评会"，邀请各方好友来吃晚饭，给自己提意见，指正自己的缺点。他将别人的意见都记录下来，努力改变自己，也把批评会上的意见应用在每天的推销工作之中，其后业绩直线上升。

　　批评就是激发创意的基石！将之视为给自己的礼物，感谢批评自己的人，接纳反对意见，是让自己快速提升的方法。

┌───┐
│ **上医练习47**　**服务奉献**   │
├───┤
│ 1. 施比受更有福，布施服务，是帮助我们得到快乐的上佳方法。│
│   │
│ 2. 可以参与社区服务，成为某慈善团体的志愿者、组织者，参与或策│
│   划服务工作。服务可以是每天的事情，例如在街上指引旅客路向，│
│   给予人们帮助，尤其是给予家人朋友问候关怀，也是每天可以做│
│   的事。   │
│   │
│ 3. 参与服务需要考虑自己的兴趣，做自己喜欢的事情，那样才可以持之│
│   以恒。   │
└───┘

　　我从小经常参与服务工作，以致多年来一直参加各种团体的推广工作，习惯服务别人的感觉。大约10年前曾经与中医同道创办了一个组织叫"全仁中医"，主要到各地做中医义诊服务。我自己曾多次到菲律宾的贫穷乡村义诊，每次想起都让我心存感恩，因为当地的人帮了我更多！一次的义诊服务其实微不足道，可是当地人的热情、对你的感谢，会让你更深体会到自己的善美，他们单纯朴实的生活，让我明白到快乐原来如此简单。

在服务别人的时候，提醒自己两点：第一，我没有帮助人！不要好心做坏事。因为当你认为自己在帮助人的时候，有助人者就有受助者，那对方就可能会依赖你的帮助。就像上医养生的精神，治病必求于本，从根本处入手，才是真正的帮助。第二，帮助别人之前，首先要照顾好自己。例如在飞机上遇到气流，氧气罩掉下来的时候，如果你旁边坐了一个小孩子，要怎样做？先帮他戴上氧气罩，还是先帮自己戴上？这个问题我经常问朋友，许多人都会说先帮孩子戴上。其实应该先帮自己戴上，然后才帮别人。这就是"爱己爱人"，首先要学会爱自己，然后才有力量爱别人。

比如你拿着半杯水，有些人总想着"无私奉献"，就会说："你要不要喝水？你先喝吧！"可是你的水本身都不多了，这样把水给别人，很快就没水了，最后连自己也不够。如果是以"爱己爱人"的精神，首先就要让自己的水杯装满了，到处去找水源，当你已经找到充足的水源了，甚至你的杯子根本都装不了，你会怎么办？这时候，你还是会问别人："你要不要喝水？你先喝吧！"还是这句话，可是这跟之前的做法天差地别了！前者是干枯的、不可持续的，后者是丰盛的、可持续的，而且后者根本没有在"帮助人"，更可能是因为你的水太多了，是别人在帮助你处理多余的水！

这就是服务的根本精神，要有力量做到可持续的服务，首先必须要懂得爱自己，做自己喜欢的事情，照顾好自己的身心。服务别人，其实就是服务自己，学习如何倾听自己的内心，做双赢的事情。

从爱自己获得真正快乐

看了各种上医养生层次的情志养生技巧，是否觉得很不容易啊！在这个时候，我们可以立即转念，现在就跟自己说："我也可以做到！"其实谁都可以做到以上方法，当然这需要一个过程，只要愿意一步一步走，已经是在提升的路上了。

看到这么多练习，或许你会觉得，那样做太累了！难道不可以轻松一点，吃喝玩乐让自己开心起来，这样不行吗？当然可以！上医养生的观念，本身没有反对人同时可以做中医层次、下医层次的情志养生，有情绪的时候可以释放，也可以寻找各种方法让自己开心起来，每个人有不同层次的生命阶段，吃喝玩乐本身没有对错之分。

问题主要是，吃喝玩乐真的让你快乐吗？对，吃喝玩乐的过程会让你很爽，很舒服！可是如果你没有吃喝玩乐，每天应付自己的工作生活，你还能够快乐起来吗？有时候这反而形成了落差，当你不玩乐享受，就会觉得自己很不快乐。

如果快乐只是来自吃喝玩乐，那人生就是被自己局限了，每天的工作学习可不可以快乐？清洁打扫卫生，是否可以是快乐的一部分？运动锻炼养生可不可以快乐？当我们觉得某些事情是"快乐"，某些事情"不快乐"，这种想法才是导致人不快乐的根本原因！所谓行行出状元、敬业乐业，各种工作之中，只要你能够发现当中的趣味，都可以让自己快乐！

尤其是遇到挑战、困难，以上医养生的精神锻炼自己也是一种乐趣！就好像冲浪，拿着冲浪板学冲浪，一开始你会很气馁，经常被海浪打翻，掉到海中不断呛水，很想放弃回家。可是当你开始熟悉冲浪，能够站在冲浪板上，你就会期望浪快一点来，甚至希望有更大的浪、有更大的挑战，才可以滑得更快更远。如果整天风平浪静，你反而会失望。

上医层次养生的精神，虽然目的是情志不发出来，可是并非要人不要有情绪、压抑情绪，相反是要更懂得如何驾驭情绪，掌控自己的思想，因为你才是生命之中的主人，而不是被自己的头脑所控制着。

真正的快乐来源于懂得"爱自己"。什么是爱自己？有些人觉得吃喝玩乐、多休息就是爱自己，这当然也是爱自己的一部分，可是如果只是这些，而没有做自己真正想要做的事情，完成自己的梦想，人生没有去爱己爱人，那么就难以得到真正的快乐。

这时候的爱自己，就像上医养生层次的精神，是需要付出努力的！比如清洁打扫好自己的家居，让自己更有效率地工作；积极运动，改变生活饮食习惯，锻炼好身体，有强健的体魄去生活；努力学习自己的兴趣爱好，发展成自己的工作事业，让自己可以将兴趣与事业相结合，从每天的工作之中享受快乐。

爱自己并不只是吃喝玩乐，而是更加努力做好生活中要面对的事情，不拖延自己的人生，为自己的生命负上全责！

每天都需要放空发呆

来到情志养生的最后一节，还想介绍一个重要的情志养生锻炼，称为"放空"。因为真正休息，并不只是睡觉，而是在日常工作之外的时间里，懂得放空、休闲、闲散。放空是指头脑放空，都市人的工作大多是脑力劳动，如果头脑没有停下来，直接去睡觉还是会做梦，难以进入深睡眠。放空是要懂得享受"不工作"，休息时什么事情也不做，包括不看书、不看电视、不看手机、不上网，因为这样依然还是在用头脑。要如何放空？

上医练习48　放空发呆

1. 每天抽至少一两个小时什么都不做；退休者、重病者宜最少每天三四个小时。

2. 到自然环境中去，最理想的是郊外、海边、沙滩或者公园。天气不佳的时候，找人少的咖啡店、餐厅也可。

3. 在安静的地方坐下来、躺下来，或者缓慢散步亦可，但记得不是运动，而是放松身心。不是说不可以运动，而是运动不等于放空。

4. 头脑放空，听听鸟声，欣赏景色。如果懂得欣赏花草、自然环境，也觉得喜悦，这就是真的懂得休息了！

有些人将放空称为"发呆"，现在不少国家地区也有"发呆"的比赛，吸引媒体争相报道。其实放空发呆有许多好处，可以帮助放松大脑，促进创意，有助睡眠休息，提升精力。因为放空能帮助人减少思虑，气血就会因此流畅。

人的头脑就像波涛汹涌的大海，要平静下来需要时间，如果一下子要你去打坐，你反而会感觉更多烦恼难以平静。最简单的方法，就是到大自然中去，看看风景、呼吸新鲜空气、晒太阳、看花草、听声音，通过五官去感受自然环境的气场，可以快速帮助头脑平静下来。所以说，大自然是最好的药物。

大部分都市人都习惯了工作，不工作反而不自在。学习放空，就是学习"不工作"！别以为不工作很容易，对某些人来说，要停下不工作是非常难的事，是另一种刻苦锻炼！由此可以凸显出上医养生层次的每种方法，难易程度见仁见智、因人而异，本书许多练习对你来说很难，对其他人或许就很容易。

上医练习49　　接地气

1. 到大自然中，赤脚在地上行走，草地、沙滩、泥地都不错，但不宜选择柏油（沥青）地。

2. 也可以平卧在草地、沙滩上，放松躺着即可，可以睡着或保持清醒，放空发呆。可以正常穿衣服躺下，也可以铺上沙滩垫等躺着。

3. 适量晒太阳有助于去除病气，当然需要考虑环境，避免过热过冷的环境。下雨天时虽然不太方便，也可到大自然附近的凉亭坐下休息，靠近自然亦能接地气。

为什么要到大自然去？在家休息放空行不行？对许多人来说，在家还会想着打扫做饭、看书工作，因此从家中抽离才容易放松。此外，到大自然还有具体的好处，可以帮助我们接连天地之气，帮助快速平衡体内之气。

大自然是最好的药物！通过"接地气"，帮助人体吸取天地之气，排出体内的风寒湿热等病气，有助于消除疲劳，促进复原，增强自愈能力。

除了每天定时放空之外，现代人大多患有"手机成瘾症"，就是依赖手机不放手！最好是每天早上醒来和睡觉前一小时都放下手机、远离电子产品，让自己头脑可以放松下来。为什么要放下手机？其中的重要原因是我们的快乐太过依赖朋友或社会了，

上医练习50　观赏冥想

1. 在家中找一个舒服的地方坐下来，放松身体，专注呼吸，听着纯音乐，可以只做几分钟，甚至做半小时到一小时。有两种方式进行：

   第一，观赏。打开电视机、电脑或手机，播放自然环境的影片，例如天空、大海、阳光、森林、田野、溪流等的影片，让自己沉浸其中。

   第二，冥想。可以直接进行想象，闭上眼睛，想象一望无际的天空或者一片大海，或者想象自己沐浴在柔和的水流之中，想象自己在暖和的太阳下照射着，想象自己躺卧在草地上等。

2. 两种方式效果相似，更重要的是第二种方法，因为冥想方式不限场地，不需要工具帮助，可以随时随地进行。可以先通过观赏影片、照片，然后闭上眼睛进行冥想。

看到好消息就快乐、坏消息就苦恼，应该学习回到自己身上先照顾自己，不要被身外事物经常影响。

如果只能在家里放空，也有另一种替代的方法，通过观赏或冥想达到同样目的。放空或冥想的目的，是帮助我们重拾不工作的乐趣，因为真正的快乐并不是来自工作，而是就算我们什么都不做，也可以享受得到自在喜悦，这就是"无条件的爱"的含义。爱分为两种，一种是有条件的爱，是指我们拥有爱、拥有快乐，是要以一些条件为前提，例如要完成工作、工作有成果，这样会让我们快乐，可是当我们不工作就不快乐，就走向另一个极端了。学习另一种爱，就是无条件的爱自己，就像这样放空发呆，看似什么都没有做，可是这就是一个愉快的过程，享受当中的感觉，让自己快乐起来，这也是无条件的爱的体现。

这也是所谓"无为"之道。《道德经》之中谈到"无为"，我的理解，无为也包括这种"什么都不做""自然不做作"。无为并非完全什么都不做，就好像宇宙星体运行一样，是自然规律而非刻意用力做作。为什么无为这么重要？首先无为是指顺应自然，顺应天地之道，大自然的大部分动物都是在大自然之中经常发呆、不工作的，因此放空其实只是回归人类动物的本性能力而已。再者，当我们习惯了这种不工作的快乐，再去工作的时候，那就是"无为而为"，这时候就不会那么计较成败得失了，不容易被身外的人事物所牵动，做事情能够用更客观的心去看待，更容易达到中庸之道，也更容易恰到好处，符合天地人之道，达到最佳点的结果，不是更省力轻松吗？

说到这里，相信大家也会明白，为什么有些人会每天长时间打坐静心，他们不是只是为了抽离逃避，而是更加懂得"爱自己"，学习聆听内在的声音。当一个人越是懂得跟自己相处，享受跟自己一起的乐趣，跟自己"谈恋爱"，他就更能够懂得待人处事。为什么上医层次养生重视情志平稳？也是同样道理。

后记

　　这本书《上医养生法》，或许会容易被人断章取义，如果只取其中一个练习来看，总会有人不适合，尤其是生病者往往更渴望养生，健康人对养生没太大动力，因此患者看上医养生法，虽然很想尝试，却不是最适合的阶段，做不好就容易出问题。在中、下医层次的人，会觉得上医层次很变态！这其实只是大家层次不同，就好像在爬山的时候，在山脚走上山的路，就会看不清山顶的风景，唯有到山顶，才会体会到全貌。

　　上医养生的方法无穷无尽，本书所说的都是举例而言，读者可以举一反三。体育锻炼部分，本书着墨较少，实际上不少运动锻炼也算是上医养生层次。例如本书提到洗冷水澡，有些人还会加强练习游冬泳、渡海泳，也是同样道理。生活作息的养生方面，如何打扫家居，清理杂物"断舍离"，极简主义生活等，也可以是一种养生观念；例如睡眠养生，有清明梦、控制梦境训练、解梦等，可以帮助你睡得更好，从梦中更深地认识自己；呼吸养生，非常多的呼吸方法；房事养生，如何锻炼性能力，改善夫妻关系；还有打坐静心修炼，打坐方法数不胜数，总有方法可以帮助你提升。

　　在开始实践上医养生法之前，不妨重温第二章提到的"上医养生的十条原则"，其中特别提醒不宜追求极端，例如运动锻炼，应当有正确的装备，如果穿高跟鞋跑步，就容易受伤。例如饮食养生着重粗粮，对肠胃有挑战，或许有人会说："那我就挑战吃垃圾食品、大鱼大肉、抽烟酗酒、吃地沟油，把各种化学添加剂吃进去，训练肠胃的耐受力……"当然，实际上许多人已经在做这种"挑战"了，可是结果往往是伤害多于强身。

选择正确健康的方法去训练，那样对身体才有帮助。本书所提到的各种上医养生方法，是我个人体验过，相对安全且符合自然之道。

长命百岁的关键

上医养生法的目的，不但希望人可以活出终极健康，更重要的是希望人可以活出本来预设的寿命，长命百岁!《黄帝内经》第一篇中已经揭示了其中的奥秘：

> "夫上古圣人之教下也，皆谓之：虚邪贼风，避之有时，恬惔虚无，真气从之，精神内守，病安从来？
> 是以志闲而少欲，心安而不惧，形劳而不倦，气从以顺，各从其欲，皆得所愿。故美其食，任其服，乐其俗，高下不相慕，其民故曰朴。
> 是以嗜欲不能劳其目，淫邪不能惑其心，愚智贤不肖不惧于物，故合于道。所以能年皆度百岁，而动作不

衰者，以其德全不危也。"

——《素问·上古天真论》

这段话之中，介绍了上古长命百岁的秘诀有两点：一，需要避开各种致病的因素，例如导致人虚弱的风寒等各种邪气；二，内心恬静平淡喜悦，这就可以帮助人的气血通畅，精神就能够在体内安守，就不易生病。

这两点之中，前者属于中医层次的养生观念，后者属于上医层次之中的情志养生观念，可见情志养生的重要性，因为情志养生直接影响人体的气血运行，比其他养生更为重要。

其后更提到能达到上医养生者的心态，到了长命百岁的年纪，内心安闲而少欲望，内心平安而没有恐惧，有时劳动但也不会觉得疲倦，气血通顺，能够顺从自己的欲望，皆能得偿所愿。这里所说的并不是说他的欲望很强，而是他很清楚自己内心的需要，因为需求很简单，不会贪求妄想，想到的都能做到。因此能"美其食"，这里不是说他经常吃美食，而是吃什么食物都觉得美！"任其服"，穿什么衣服都无所谓，"乐其俗"，怎样的风俗也乐在其中！"高下不相慕"，就算是社会上不同阶级的人，也不会互相羡慕比较，当然这样的人就可以活出真正"朴素"的简单生活。

这样的长寿老者，对于各种嗜好欲望也不会劳伤他的眼目，淫邪的事情不会迷惑他的心，就算是愚者智者、能力高低等不同的人，也不会因为外在事物影响自己的心，因此就是符合天地人之道。这样的人能够活到百岁，而且身体功能还不衰退，就是因为他能够顺应天地之道而活的结果。

值得一提的是，这段养生的奥秘之中，主要都是上医层次情志养生的体现，几乎不涉及四时生活养生、饮食养生。当然并非这些养生并不重要，但在三大类养生之中，情志养生是最为重要的，只要做好情志养生，有时候其他养生没有做到最好也没关系。养生就好像加减数，未必可以全方面都做得好，比如有时候吃了某些不健康的食物，如果其他方面养生做好了，就可以有抵消的作用。

比如我们认识的长寿老人之中，有些人有不好的生活习惯，例如习惯吃一些不健康的食物，有些老人抽了几十年烟，也不见得会生病。我特别搜寻过长寿老人的一些报道，发现一些奇怪现象，例如《国际在线》的一篇文章报道，标题为：垃圾饮料成以色列百岁老太长寿秘诀，以色列有一位老人在庆祝自己百岁生日时表示，她长寿的秘诀竟然是生活中只饮用可口可乐，而且代替水并不再饮用任何其他饮料或酒！我发现这类新闻还不少。为什么这些长寿老人以喝可乐为养生？上述以色列的百岁老人，她年轻的时候曾经经营一家大型商贸中心，可乐是她商贸中心里经常出售的饮料，每逢喝可乐，她就会非常高兴。这就说到情志养生了，就是吃喝某些东西，让人情绪舒畅、忘却烦恼。

当然，别以为听了这样的报道，就可以肆无忌惮地吃垃圾食品了！这恐怕在我们身上没用，因为对于这些百岁老人来说，他们当时真的相信"可乐"是健康的饮料。比如为什么有些老人抽了几十年烟也没有病？试想，从他们的年代来看，抽烟是一种时尚、富有、帅气的象征，当时根本不知道抽烟有危害，反而觉得抽烟会让人精神，因此他们心底坚信抽烟对健康没有不良影响，但是我们现在的人知道抽烟的危害了，现在叫你相信抽烟、喝可乐很健康，可以长寿，你相不相信？

这里不是呼吁大家要做不健康的养生方式，而是从这些报道可以凸显出情志养生的重要性。

做不到上医养生怎么办

本书看到这里，或许你会觉得这么多上医养生方法，不容易改变啊！没关系，本书提到了五十种上医养生练习，坦白说，我也是花了很多年才逐一体验呢！一般人不太可能一次做全，如果看完这本书，你能够从中选择两三种开始练习，循序渐进，已经很不错了！不可能一次全部做完，那样是本末倒置，太心急了！其他的就先放在心上，等待适合的时机来到，准备好才开始尝试。

做不到上医养生的时候，跟自己说四句话吧"不要紧，无所谓，随便啦，轻松点！"

这也是一种转化情绪的上医养生技巧，让自己放下执着。毕竟养生方法千变万化，执着某一种方法坚持下去，就容易出现问题，做不了就做不了，学习不要批判自己。

这里特别提醒，本书提倡上医养生法，并非反对中医、下医层次养生，我作为医师，生病了也会开药给自己吃，天冷了也会多穿衣服，让自己舒服一点。三种层次养生，是需要灵活地根据身体状况选择的。本书侧重提倡上医养生法，是因为这种观念过去较少有书本系统论述，因此一次介绍各种上医养生观念，或许会让人觉得这"十分重要"，反而走偏了，以为其他养生方法都不对。

不同养生方法都是中性的，本身没有对错，问题在于执着于某一层次的方法，偏颇了、停留了、依赖了，不给自己进一步提升。就好像高中毕业升大学，可是不愿意升上去，觉得一直重读中学很舒服，那不是很笨吗？

上医养生法的观念，我最早在2009年开始推广，做公开讲座，当时我把它称之为"高级长寿养生法"，后来发现这其实不是"高级"，上医下医其实没有高低优劣之分，就好像一个人念小学中学大学，乍眼看好像是大学比较高，但一般人没办法直接从小学跳到大学，也不是中学生比小学生优秀，这只是人生的不同阶段而已。

经过十多年来的亲身体验，研究比较各种养生方法，很高兴今天终于将这本书完成，贡献给大家，希望帮助大家走向更完美的健康。

上医养生带来真自由、真快乐

为什么要推广上医养生法？我多年来的亲身体会尝试，感觉最终的原因，是因为上医养生带来真正的自由和快乐！

实践中医和下医养生，感觉就好像笼中鸟一样，比如一只小鸟住在雀笼之中，看着它每天在叽叽喳喳，好像生活过得安稳轻松自在，感觉它没有受到风雨伤害，应该能够活出长寿性命，可是如果将它放出鸟笼之外，回到外面的大自然世界，可能会遇到各种危机。如果你是一只鸟，你会怎么选择？一辈子活在笼子中，还是希望飞到外面的世界？

这就好像是中医层次养生跟上医层次养生的选择。选择中医层次养生，感觉是安全舒适的，好像这样下去会让你健康，可是被困在笼中真的快乐吗？不知道。因为没有比较过外面的世界，这只鸟是无法体验外面的快乐的，以为在笼中就是天堂，每天有吃有住。

当它有一天飞到外面了，一开始会感觉害怕，因为不知道哪里找食物，不知道要住在哪里，要怎样高飞？什么事情都要重新学习。可是当它开始熟悉自然的生活，它就会发现，这个世界何其广阔！过去将自己困在笼子中，后悔为什么不早点离开？

上医养生可以帮助你打开自己的枷锁，在过往的生活方式之中，依赖了许多身外物，现在可以让你夏季少一点对空调的依赖，不一定洗热水澡，甚至可以只用清水洗澡、洗发、刷牙，穿鞋子变得越来越简单，甚至习惯赤脚走路，睡觉可以席地而卧，吃东西越来越简单，不怕吃粗粮，只吃一碗捞饭和青菜就满足，不再无肉不欢，也可以生吃蔬果，不怕寒凉，饮食越来越自主，一天吃多少餐可以随心所欲，有时候一两天不吃东西也不觉得是问题，顺着自己的心选择食物，每天生活保持平静喜悦，不容易受到外在环境的干扰，这样的人生是多么的自由自在！

愿你成为这只自由的小鸟，鼓起勇气跃出笼门，跳出框框限制，认识那无限潜力的自己！